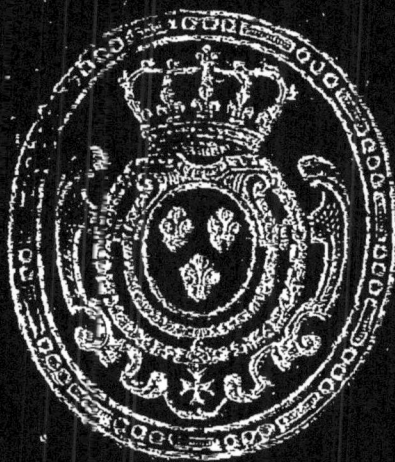

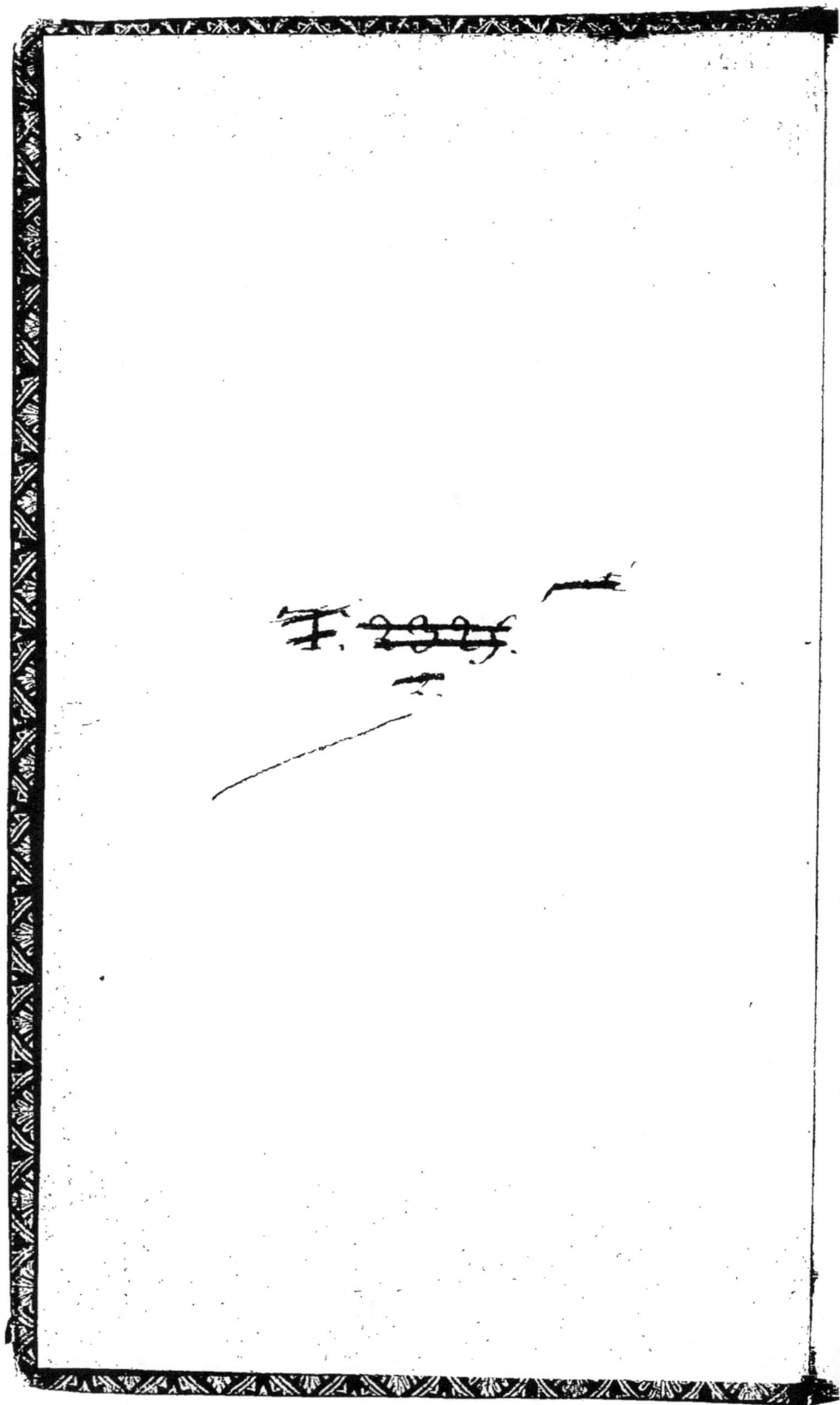

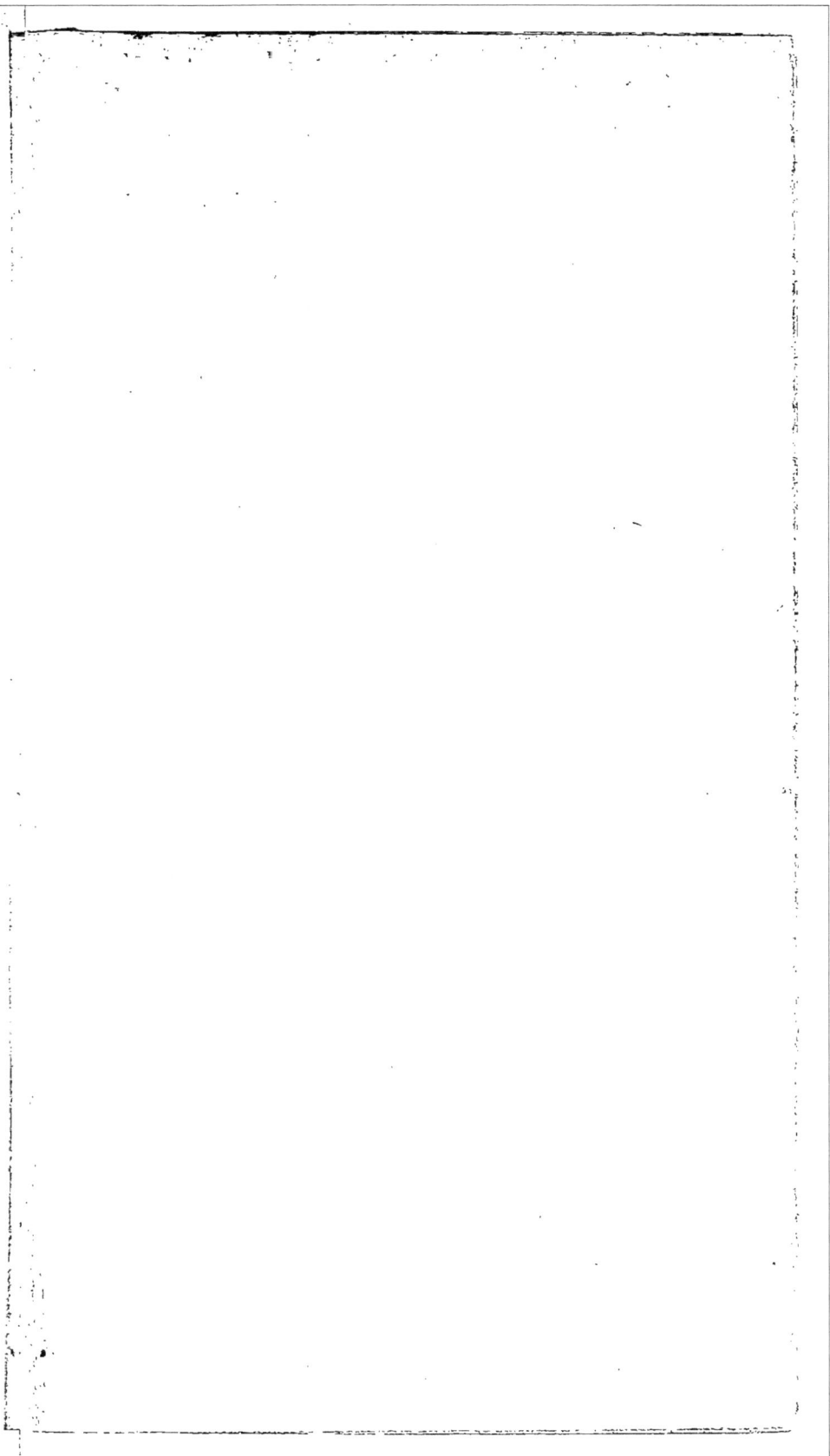

$T_d \ ^{64}_{131}$

RECHERCHES

SUR QUELQUES

POINTS D'HISTOIRE

DE LA

MÉDECINE.

―――――――

TOME SECOND.

―――――――

RECHERCHES

SUR QUELQUES

POINTS D'HISTOIRE

DE LA

MÉDECINE,

Qui peuvent avoir rapport à l'Arrêt de
la Grand'Chambre du Parlement de
Paris, concernant

L'INOCULATION,

Et qui paroiffent favorables à la tolérance de cette opération.

TOME SECOND.

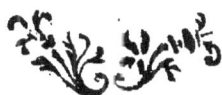

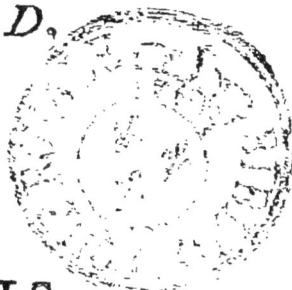

A LIEGE,

Et fe trouve A PARIS,

Chez CAILLEAU, Libraire, rue S. Jacques,
près les Mathurins, à Saint André.

M. DCC. LXIV.

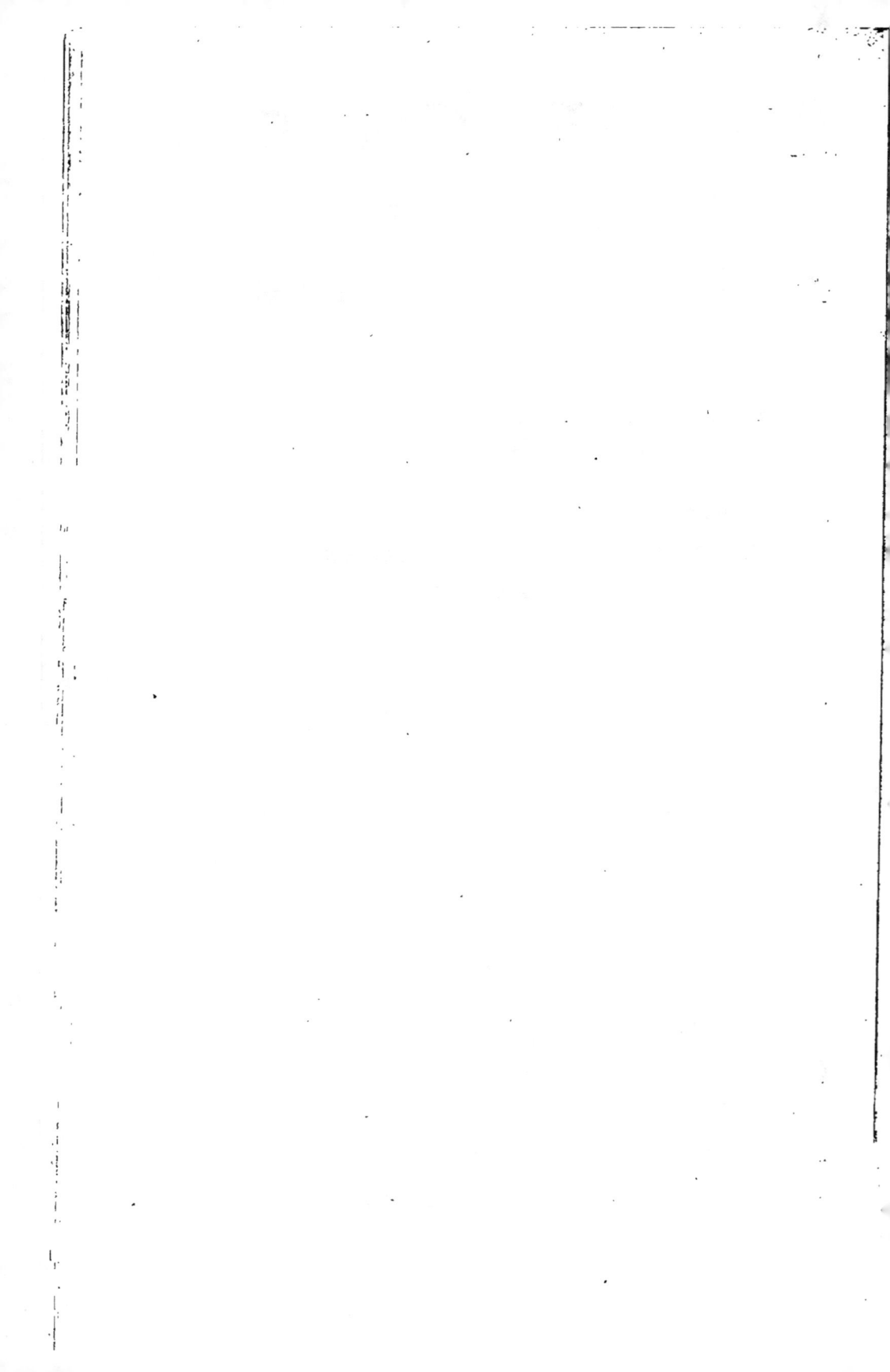

§ I I.

Manière dont Joseph le Patriarche parle des médecins : ils sont loués dans l'Ecléfiaste. S'il étoit nécessaire d'être médecin, pour être Roi parmi les Juifs : passage d'Isaye à ce sujet.

LA manière dont il eft parlé des médecins la première fois qu'il en foit queftion dans l'Ecriture, paroit devoir augmenter notre modeftie; c'eft l'endroit où Jofeph ordonne à fes efclaves ou fes valets médecins d'embaumer le corps de fon père. Le titre de valet ou d'efclave ne fait pas plaifir à nos hiftoriens.

Il y en a qui ont pris le parti de regarder la dénomination d'efclave comme apartenante à tous les officiers d'un grand Monarque ; ils ont fondé leur idée fur le compliment que la Reine de Saba fit à Salomon, en lui difant

N

que fes valets, fes efclaves ou tous
ceux qui le fervoient étoient trop heureux : on prétend que les plus grands
officiers de la couronne étoient compris dans cette lifte de valets heureux.

Mais la Reine de Saba s'humilia
tant devant Salomon ! d'ailleurs Jofeph ne parle pas des valets médecins
comme des valets de Pharaon , mais
comme des fiens propres. J'aimerois
donc mieux croire que les médecins
embaumeurs étoient d'un ordre particulier, & que ceux qui voyoient les malades étoient du nombre des prêtres ;
ou bien que Jofeph arrivé par une
fuite de miracles au dernier dégré
d'élévation avoit aufli acquis le droit
de parler comme le Roi d'Egipte.

L'Ecriture elle-même nous confole
des expreflions de Jofeph, que quelques-
uns de nos hiftoriens ont pris foin
de pafler fous filence fans doute avec
trop de timidité & de fcrupule. L'Eter-
nel prend le nom de médecin du
peuple d'Ifrael dans l'Exode , & c'eft
la feconde fois qu'il foit fait mention
des médecins dans l'Ecriture.

Nos livres font d'ailleurs ornés des

sentences de l'Ecléfiaste, que nos prédé-
cesseurs ont appris à tout le monde „ ho-
„ norés le médecin à cause de la né-
„ cessité, car c'est le Très-Haut qui l'a
„ crée ; toute la médecine vient de
„ Dieu, & elle récevra des présens du
„ Roi. La science du médecin l'élévera
„ en honneur, & il sera loué devant
„ les grands. C'est le Très-Haut qui a
„ produit de la terre tout ce qui
„ guérit, & l'homme sage n'en aura
„ point d'éloignement".

Je crois qu'il ne faut pas séparer
ces passages de ceux qui les préce-
dent dans le même endroit de l'Ecriture, & qui me paroissent au moins
aussi favorables à la médecine. „ Ne
„ soyés point avides dans un festin,
„ & ne vous jettés point sur toutes
„ les viandes : car la quantité de viandes
„ cause des maladies & le trop manger
„ cause la colique : l'intempérance en
„ a tué plusieurs ; mais l'homme sobre
„ vit plus longtems ".

Voilà des leçons qu'on ne peut ré-
voquer en doute : elles appartiennent
sans contredit à la médecine réunie à
la théologie, qui les consacre & les

annoblit : elles sont la baze naturelle des commandemens contre la gourmandise & la gloutonerie.

„ Les Patriarches, suivant un histo-
„ rien moderne & les Princes du peu-
„ ple Juif.... devoient continuellement
„ veiller sur ceux qu'ils gouvernoient....
„ les soigner même dans leurs plus
„ grandes nécessités & remédier à
„ leurs maux. C'étoit une raison d'ex-
„ clusion du commandement & de
„ la couronne lorsqu'on n'avoit aucune
„ connoissance des maladies & de
„ leurs remédes. Ne me faites point
„ (dit Isaye *Chap.* III, *Vers.* 7) votre
„ Roi ; je ne suis point médecin ".

Il n'est pas douteux que les Princes du peuple Juif ne dussent veiller sur ceux qu'ils gouvernoient ; mais il ne paroît pas certain que ces Princes fussent exclus du trône , lorsqu'ils n'avoient aucune connoissance des maladies & des remédes : il seroit assurément glorieux pour nous que les héritiers du trône parmi les Juifs eussent été obligés d'étudier la médecine & d'en faire un cours complet : l'auteur qui l'affure ne donne point de preuves de ce fait important.

Le paffage d'Ifaïe ne le prouve point : ce paffage eft même tronqué, & le voici en fon entier. ,, Il répondra ,, en ce jour là , & il dira je ne fuis ,, pas médecin , il n'y a point ,, de pain dans ma maifon ; il n'y a ,, point de vêtemens. Ne me faites ,, point Prince du peuple". En raifonnant comme l'hiftorien dont il eft queftion, il y auroit lieu de conclure, d'après Ifaïe, que c'étoit une raifon d'exclufion du commandement & de la couronne, lorfqu'on n'avoit point de pain dans fa maifon, & lorfqu'il n'y avoit point des vêtemens, ou bien, ce qui revient au même, qu'il falloit pour être Roi, être boulanger ou tailleur.

D'ailleurs l'auteur n'a pas pris garde que l'endroit d'Ifaïe qu'il cite, eft immédiatement précédé de ce Verfet ,, un homme faifira fon propre frère ,, qui fera domeftique de fon père & ,, lui dira, tu as des vêtemens fois ,, notre Roi". Ifaïe prédit dans tout ce Chapitre un tems de défolation.

Dieu abandonnera son peuple, &
lui ôtera tous les hommes d'État, les
guerriers, les Prophêtes, les sages, les
Conseillers, les Architectes & les Ora-
teurs ; il leur donnera des enfans pour
Rois & pour les gouverner : des gens
efféminés le conduiront ; les vieillards &
les jeunes gens seront en guerre & enfin „ un frère saisira son propre frère
„ qui sera domestique de son père &
„ lui dira, tu as des vêtemens sois no-
„ tre Roi (ce frère) répondra je ne
„ suis pas médecin, il n'y a point de
„ pain dans ma maison, il n'y a point
„ de vêtemens, ne me faites point Prin-
„ ce du peuple".

Tout cela n'est qu'une peinture
effrayante d'un renversement de la société, les enfans commanderont, les
efféminés gouverneront, les frères pour-
suivront leurs frères qui auront été
forcés de se faire domestiques ; la
faim, la nudité, les maladies succé-
deront à ce desordre.

Ceux qui seront harcelés par les mutins, que la misère portera à toute
sorte d'excès, répondront à ces mutins,
qu'ils n'ont point de pain pour leur

en donner, qu'ils ne font pas médecins pour les guérir, qu'ils n'ont point
des vêtemens à leur fournir, & enfin
qu'ils ne peuvent les conduire, & les
tirer de leur embarras ni les faire nourrir, vêtir & guérir.

Cette Prophêtie ne prouve point
qu'il fallut être médecin pour gouverner les Juifs, ou, comme dit
l'hiftorien „ que c'étoit une raifon
„ d'exclufion du commandement & de
„ la couronne, lorfqu'on n'avoit aucu-
„ ne connoiffance des maladies & de
„ leurs remédes".

„ Le Roi Afa, dont la piété eft
„ louée dans l'Ecriture, dit Mr. de
„ Boffuet, y eft marqué comme un
„ homme qui fongeoit plus dans fes
„ maladies au fecours de la médecine,
„ qu'à la bonté de Dieu". On ne fauroit
conclure de ce paffage que le Roi Afa
fut médecin, peut-être même prou-
ve-til qu'il ne l'étoit point, ou bien
qu'il ne favoit pas la médecine, puifqu'il y mettoit toute fon efpérance,
fur tout dans fa maladie, qui, fuivant
ce que l'Ecriture en dit, étoit vraifemblablement la goutte.

N 5

§ III.

Science de Salomon & de Moyse :
un Roi d'Israel étonné qu'on
lui adresse un malade : Elisée
guérit ce malade attaqué de la
lépre : miracles d'Elie & d'E-
lisée : la médecine parmi les
Juifs : Jesus-Christ guérissoit
des malades.

SAlomon donna un relief éclatant à la médecine, ou du moins à la Phisique dont sa grande sagesse lui fit sentir l'importance : il s'occupa de la connoissance des plantes , depuis le cédre du liban jusqu'à l'hysope, dit l'Ecriture. Les Alchimistes ont prétendu l'associer dans leur secte, à cause de la grande quantité d'or dont il trouva le moyen de fournir son pays : ils ont écrit bien des folies sur cette matière.

Ils avoient fait pareil honneur à Moyse, pour avoir dissout le veau

d'or dans de l'eau ; ce qu'il fit par
un miracle & non point au moyen
du foye de foufre qui eft le vrai dif-
folvant de l'or comme Stahl l'a prouvé le premier. Enfin on dit que Salomon avoit placé dans le temple un
grand livre qui contenoit les découvertes & les chofes d'ufage en médecine.

Mais il en eft peut-être de ce livre,
comme des deux colomnes fur lefquelles Jofeph prétend que les fils &
petits fils de Seth firent, graver leurs
connoiffances, pour tâcher de les
préferver des effets du déluge qu'ils favoient devoir arriver d'après une prophé-
tie d'Adam : ce n'eft qu'un conte
apuyé fur une miférable tradition.

Il faut en dire autant & bien plus
encore des fingulières connoiffances de
médecine & de chimie qu'un auteur
attribue à Noé. Il prétend que ce Patriarche favoit préparer les élixirs avec lefquels il nourrit les animaux dans l'arche. Il imagine que Noé & fa famille
s'éclairoient dans l'arche avec du phof-
phore. On doit pardonner quelque chofe à des têtes qui fe font égarées par
l'abus des fciences.

Je trouve qu'un Roi d'Israel fut
fort surpris que celui de Samarie lui
envoya un lépreux pour le faire guérir
ou le guérir lui-même. Me prend-on
pour un Dieu, s'écria le Roi d'Israel,
& de quelle utilité puis-je être à ce
malade?

Dulaurens premier médecin d'Henri
IV soutint vivement, d'après l'opinion
commune qui date du regne de Clovis
& de celui de Saint Louis, que les Rois
de France guérissoient des écrouelles.
Des Anglois ont prétendu que c'étoit
au Roi d'Angleterre qu'appartenoit cette vertu. Tout cela prouve l'amour & le
respect des sujets pour leurs Rois.

Ceux d'Israel étoient peut-être regardés comme ayant conservé des restes de
la haute sagesse de Salomon; mais il
n'y a aucune apparence qu'ils possédas-
sent leur couronne pour avoir fait preuve de leur savoir en médecine. Je ne
dois pourtant pas oublier qu'on a prétendu que les Rois d'Egipte disséc-
quoient eux-mêmes des corps morts.

Le Roi d'Israel prit peut-être le
change; celui de Samarie pouvoit lui
envoyer son lépreux pour le faire gué-

rit par Elifée, dont la réputation s'é-
tendoit au loin. C'eſt à ce Prophête en
effet que la providence ménageoit l'honneur de guérir le lépreux ; ce qu'il fit :
ce fut un miracle éclatant. Cette maladie avoit réſiſté à tous les remédes
ordinaires, puiſque le malade étoit un
grand Seigneur ; & elle paſſoit ſans
doute pour incurable lorſqu'elle étoit
parvenue à un certain point.

On ne s'étoit pas encore aviſé de la
regarder comme une affection éminemment inflammatoire : cette idée étoit ré-
ſervée pour notre ſiécle, où nous ne trai-
tons ni ne connoiſſons preſque plus la
lépre : les dartres, la maladie vénérienne,
les humeurs cancereuſes & le ſcorbut
ſemblent avoir pris ſa place, ou plûtôt en être des branches & des dimi-
nutifs, or le peu de ſuccès qu'on ob-
tient par la ſaignée dans les dartres,
la maladie vénérienne, le cancer & le
ſcorbut, portent à penſer que ce reméde n'étoit pas fort efficace pour la lépre.

Ainſi nous n'avons point à nous
affliger de ce que les anciens ne ſe
douterent point que la lépre étoit due

à un ſang inflammatoire : je ne crois pas même qu'Aretée à qui on voudroit attribuer cette idée l'eut jamais conçue : ſuivant lui, la lépre vient d'un froi extraordinaire ; d'ailleurs l'idée de l'inflammation ne paroît point énoncée dans ſa longue deſcription de la lépre, où l'on trouvera ſi l'on y réfléchit comme il faut, qu'il manque quelques traits lumineux répandus dans les ouvrages de Moyſe, au ſujet de cette affreuſe maladie.

Les Prophêtes précurſeurs du Meſſie donnerent, en pluſieurs occaſions, des preuves du don des miracles & des connoiſſances en médecine qu'ils poſſédoient. Ils réuniſſoient éminemment la grace du ſacerdoce avec la ſcience de la médecine ; & ils paroiſſoient même quelque fois couvrir pour ainſi dire leurs miracles par l'uſage des ſecours naturels qu'ils employoient.

Cette réſerve très-propre à préparer les hommes aux vérités ſublimes de la religion, étoit dans l'ordre de la providence, pour faire éclater par degrés la grandeur de l'Evangile. Voici quelques exemples frapans de cette mé-

decine fanctifiée par fon union avec
la Théologie.

Ifaïe qui fit devant Ezéchias un des
plus grands miracles poffibles en faifant retrograder l'ombre d'un cadran,
guérit en même tems ce Roi d'un ulcè-
re à la jambe, & il employa pour cette
guérifon un cataplafme de figues qui
auroit été peu efficace fans une grace
particulière.

Il reffufcita ou guérit un enfant en
lui communiquant fon foufle, & pa-
roiffant exciter par fa propre chaleur
celle de l'enfant déjà mort & par
conféquent hors d'état de profiter de
tout fecours naturel; ce fecours n'étoit
ici qu'une image de la vertu qui
reffufcitoit le mort.

Elifée corrigea le goût de la colo-
quinte qu'on avoit mis dans fa mar-
mite en y mêlant de la farine qui fans
un miracle n'auroit pû remplir fon objet.

Tobie le fils, par le confeil de l'An-
ge Raphael, rendit la vue à fon père
aveugle depuis longtems, en lui frot-
tant les yeux avec du fiel de poiffon
qui n'auroit rien fait dans cette efpèce

d'aveuglement fans la puiffance de l'An-
ge.

Ainſi la médecine ou les applications des 'médicamens , marchoient à
côté de la grace & de la vertu des
miracles, fans doute pour faire la preuve de la différence effentielle qui ſe
trouve entre les agens naturels dont
l'activité eſt très-bornée , & la vertu
des miracles qui, ſi on peut s'exprimer
ainſi , commence où la médcine finit.

C'eſt de cette manière , pour ainſi
dire mixte, que ſe faiſoit quelque fois la
médecine chez le peuple de Dieu. Elle
paſſa peu à peu & en ſe corrompant
de jour en jour entre les mains des
Effens , ſecte des Juifs oppoſée aux
Phariſiens & aux Saducéens. Ces trois
ſectes auxquelles on a trouvé des
rapports avec les Epicuriens, les Stoï-
ciens & les Cyniques ſe perpétuerent &
s'étendirent de manière , que celle des
Efféens cultiva la médecine plus que
les deux autres. Elle portoit un nom
tiré de cet art : elle s'appelloit guériſ-
feuſe ou guériſſant ou traitante.

Le Sauveur du monde fit des miracles qui ne pouvoient être confondus

avec des phénomènes naturels, puisqu'ils étoient entièrement au-dessus de ces phénomènes, il en fit aussi dans lesquels il paroît qu'il voulut mettre en evidence la médécine ordinaire ou humaine ; il la mit, s'il est permis de le dire, en parallèle avec la médecine divine ou avec la toute puissance, en vertu de laquelle il commandoit à la nature.

Ce fut un moyen triomphant pour oter tout prétexte de doute sur la vérité de sa mission & sur la divinité de ses œuvres, que l'orgueil des sciences humaines ne pouvoit ébranler : mais il choisit ce qui paroissoit en quelque manière du ressort de la médecine, plûtôt que ce qui regardoit tout autre état parmi les hommes.

Il eut, s'il l'avoit voulu, pû faire des prodiges d'un autre genre : il s'occupa principalement des guérisons, & il consacra & sanctifia notre profession par préférence à beaucoup d'autres. Il touchoit des malades pour les guérir ou il leur imposoit les mains ; il fit une pate avec sa salive & de la poussière pour l'appliquer sur les yeux d'un aveugle qu'il guérit ; il en guérit un autre avec fa falive ; mais que pouvoit la pouffière fans une vertu furnaturelle ? la médecine humaine auroit bronché & bronche tous les jours dans tous ces cas au-deffus de fa portée.

Tout cela paroît fingulièrement élever notre fcience, quoique fes bornes foyent marquées & refferrées dans une bien petite fphère , elle eft la plus néceffaire aux hommes pour cette vie, comme le traitement & la guérifon de l'ame eft fans contredit ce qu'il y a de plus important pour la vie avenir , dont la préfente n'eft qù'une image plus frêle que l'ombre qui paffe.

J'ai peine à concevoir enfin comment la médecine divine & la médecine humaine n'ont pas toujours refté intimement unies. Les régles de la dernière ne peuvent avoir de vrais fondemens, fi elles ne font modérées & éclairées par les régles de la première.

§ I V.

*Préceptes de la médecine confor-
mes à ceux de la religion :
les Apôtres & leurs disciples
guérissoient des malades : éloignement des premiers chrétiens
pour la médecine , source de
discussions : médecins à portée
de juger des miracles : médecins Prêtres & Ecclésiastiques.*

LA Religion contient notre art dans
des bornes que la raison ne lui pres-
criroit peut-être pas : la religion elle-
même bien entendue n'est qu'une vraie
médecine utile , nécessaire , efficace &
d'un secours journalier pour le régime
& la santé qui en est le fruit.

Il ne faut pourtant pas à cet égard
aller aussi loin que Hecquet & quelques autres médecins respectables :
ils ont avancé pour assujettir les pas-

sons des hommes au joug de la religion, que le régime & le choix des nourritures qu'elle prescrit tournent à l'avantage corporel de ceux qui observent ces loix, c'est-à-dire en un mot, que les alimens maigres & le jeûne sont plus utiles à la santé que les alimens gras.

Il semble au contraire que l'Eglise, en nous obligeant à une certaine espèce d'alimens, a voulu former nos ames à la soumission, & priver nos corps d'une nourriture plus succulente. Tel est, si je ne me trompe, l'esprit de la pénitence qui nous est imposée ; & c'est ainsi que d'autres l'ont pensé avant moi.

Or qui ne connoît à cet égard l'intime liaison de la médecine avec la religion ! celle-ci nous abandonne sur ces matières des décisions de détail qui nous donnent l'entrée dans le sanctuaire, & qui nous mettent à côté des ministres de l'Eglise.

Les Apôtres, leurs disciples & les fidèles des premiers siécles du christianisme alloient de ville en ville guérir les malades, & prêcher la parole de

Dieu suivant l'ordre formel de Jesus-Christ ; cet ordre réunissoit expressément la médecine du corps avec celle de l'ame. Les médecins retrouvent avec plaisir quelques traces de leur doctrine & de leurs opinions dans les plus célébres des pères les moins éloignés des Apôtres ; ainsi le don de la médecine étoit joint à celui de la prédiction & à celui des miracles nécessaires pour l'établissement de l'Eglise. Plusieurs Saints ont cultivé & pratiqué la medecine.

Les miracles furent peu nécessaires lorsqu'il ne s'agit plus de poser les fondemens inébranlables de la religion. Les fidèles uniquement occupés de confesser la foi dans les persécutions, semblerent alors abandonner & même méprifer le traitement des maladies du corps. Leur zèle se tourna tout entier au côté des choses purement divines ; ils mirent la médecine au rang des choses humaines & périssables qui méritoient peu leur attention : elle ne faisoit plus entre leurs mains des cures extraordinaires étant séparée de la grace des miracles.

Comment eut-il été possible que la science de la conservation de la santé parut de quelque importance à des chrétiens uniquement voués à toute sorte d'austérité ; & qui ne vivoient que le tems qu'il falloit pour attendre & prévenir même l'occasion du martire.

Il falloit se préparer au sacrifice de sa vie par des macérations ; ce régime ne pouvoit attacher à la terre devenue odieuse pour ceux qui aspiroient après la retraite, la pénitence, les souffrances & la mort même.

C'est à cette époque que je crois pouvoir rapporter les premières causes des disputes qu'il y a eu quelque fois entre les ministres de la religion & les ministres de la santé : ceux-ci furent du nombre des Payens & des Juifs, ennemis déclarés de l'Eglise & de ses membres.

Les chrétiens durent nécessairement redoubler d'horreur pour de pareils artistes, & regarder leur doctrine comme un art mensonger, inventé pour imiter le don des miracles au sujet de la santé, don qui s'étoit aboli dans l'Eglise.

Les médecins de leur côté n'épargnerent pas leurs efforts : ils n'aboutirent qu'à faire suspecter la religion de leur ordre entier : ce qui donna lieu à des préjugés qui se sont malheureusement perpétués trop longtems.

Ces préjugés ne purent manquer de devenir une source trop féconde de dissensions & une occasion de scandale , il eut sans doute fallu éviter ces disputes entre deux corps les plus à portée qu'il fut possible d'étendre la vérité parmi le peuple & de nourrir ou détruire ses opinions.

En effet les médecins s'attiroient par leurs cures la confiance des hommes, qui n'avoient pas tous assez de zèle & de courage pour n'avoir pas recours à eux: ils soulageoient les douleurs du corps, & ils en prennoient un malheureux prétexte de fixer les yeux de tout le monde sur les causes corporelles & naturelles : ils suivoient le penchant des passions ou du moins celui de l'amour de la vie : le nombre de leurs partisans augmentoit journellement : le zèle des ministres de la réligion se révoltoit : ils voyoient avec amertume les chrétiens s'occuper entièrement des choses terrestres.

Mais qui auroit pû mieux que les médecins sentir la vérité des dogmes sacrés ? dans quelles têtes la semence de la bonne doctrine devoit-elle porter des fruits bien nourris, si ce n'est dans celles qui étoient accoutumées à distinguer le vrai d'avec le faux & à considérer de plus près les œuvres du créateur ? Qui auroit été en état autant que les médecins de sentir & d'admirer la grandeur des miracles au moyen desquels la religion se répandoit ? ils connoissoient mieux que personne les bornes de la raison & celles des causes naturelles.

On ne dédaigne pas de nous consulter tous les jours au sujet des miracles ; & il est fort à propos que ceux que nous ne régardons point comme au-dessus des facultés naturelles, exigent un examen rigoureux avant d'être adoptés par l'Eglise : la médecine se trouve donc liée avec la Théologie, d'une manière qu'on ne doit pas essayer de dissoudre entierèment.

Cette union a subsisté malgré ce que je viens de remarquer ; les chrétiens étoient plus ou moins favorables à la médecine suivant qu'ils étoient plus ou moins dans le goût de confier leur santé à des infidèles, tels que les Juifs & les gentils.

Quelques réglemens faits en différens tems par des Conciles pour modérer l'ardeur des Moines & les renfermer dans leurs cloitres où des vœux particuliers les attachoient ; quelques ordres donnés à des Ecclésiastiques de ne pas s'occuper de la médecine, n'empêcherent point que les médecins catholiques ne fussent en général du nombre des Prêtres : lorsqu'ils devinrent membres des Universités ils étoient Ecclésiastiques ou Clercs.

On compte parmi les médecins de nos Rois un Gilles de Corbeil médecin de Philippe Auguste & Chanoine de Paris ; un Roger de Provins Chanoine de Saint Quentin & médecin de Saint Louis ; un Jean Tabari Evêque de Terouane médecin de Charles VI ; un Guillaume d'Aurillac Evêque de Paris & médecin de Philippe le Bel.

On en pourroit nommer un grand nombre d'autres qui étoient médecins & Prêtres ; & qu'il seroit injuste de regarder comme de mauvais médecins ou de mauvais Prêtres : ils ne trouvoient point d'incompatibilité dans ces deux états, pourquoi en trouverions nous ?

Je ne pense donc point qu'il faille qu'un médecin s'exhale en reproches & publie d'inutiles clameurs contre des Ecléfiastiques qui auroient du talent pour quelques parties de la médecine, & qui s'y appliqueroient avec les précautions convenables à leur état.

La médecin est encore aujourd'hui nécessaire dans bien des occasions surtout à des curés & des Prêtres des campagnes ; les médecins sont accoutumés d'en trouver qui ont des connoissances en médecine, & ils ne s'en formalisent point.

Les Prêtres accoutumés à suivre les malades voyent souvent aussi clair que nous surtout auprès des mourans : on suit leur avis avec succès. Pour

l'article

l'article important des Sacremens , & pour ce qui regarde le moment de la mort : ce moment nous échappe quelque fois & il est très-difficile à fixer dans de certaines maladies.

Quel est le médecin qui n'ait été trompé sur l'heure & l'instant de la mort de quelqu'un de ses malades ? en est-il qui ne se soit cru en sureté sur le parti qu'il prennoit lorsqu'un Prêtre qui étoit auprès du malade le prennoit aussi ? en pareil cas, comme en tant d'autres, auxquels un médecin est exposé, l'avis de tout Ministre de santé, celui d'une garde, celui des assistans lui deviennent précieux ; à plus forte raison doit-il écouter & respecter celui d'un Prêtre éclairé & expérimenté.

Il est des occasions dans lesquelles la calomnie pourroit essayer d'empoisonner notre conduite : nous sommes sûrs que des Prêtres vertueux nous protegeront & nous défendront lorsque nos décisions seront conformes aux leurs. Plus ils seront éclairés & mieux ils nous jugeront : s'ils étoient aussi ignorans que la populace : ils jugeroient comme elle

lorsqu'on l'agite comme un tas de pouffière par le soufle envénimé des paffions.

Mais le ministere des Prêtres les
instruit au lit des malades; il faut
que pour s'acquitter dignement de
tous leurs devoirs ils ayent au moins
quelques notions de médecine; ou
plûtôt ils ne peuvent manquer d'en
acquerir pour peu qu'ils tournent leur
attention de ce côté là, ou pour peu
qu'ils ayent quelque étincelle de ce
talent naturel qui distingue les hommes
les uns des autres mieux que leurs
professions.

❋

§ V.

La faculté de Paris ecclésiastique dans son établissement, celle de Montpellier le devint bientôt : marque de bonté du Roi en faveur de cette dernière faculté : usages singuliers de cette faculté : formule de licence en médecine entièrement ecclésiastique : moyens peu propres à détourner les Prêtres de l'étude de la médecine.

LA faculté de médecine de Paris fut au commencement toute ecclésiastique, de même que le corps entier de l'Université : ses élèves étoient clercs comme tous les autres étudians : elle conserve encore bien des marques de son premier état. Il y a des actes dans lesquels les récipiendaires paroissent avec l'habit ecclésiastique.

Celle de Montpellier n'eut peut-être pas précisément la même origine ; mais elle devint bientôt catholique : ses membres furent des clercs & des Prêtres, parmi lesquels nos Rois en choisirent quelques-uns pour former le corps de la faculté à titre de Professeurs royaux.

Elle prit de bonne heure pour son protecteur, de même que la faculté de Paris, Saint Luc l'Evangéliste qui étoit aussi médecin & qui dans nos deux facultés est reconnu pour le patron des médecins orthodoxes, d'où il suit évidemment que lorsque les médecins catholiques choisirent leur patron, ils prétendirent faire un corps particulier ecclésiastique & séparé des médecins Juifs & Arabes ; sans cela il eut été inutile de nommer Saint Luc patron des médecins orthodoxes : peut-être pourroit on supprimer cette épithete d'orthodoxes, puis qu'il n'y a point aujourd'hui en France des médecins héthérodoxes.

Je crois pouvoir observer en passant que la faculté de Montpellier au lieu de revêtir ses éleves de la robe eccléfiaftique, leur fait endoffer la robe de Rabelais en mémoire de quelques fervices rendus à la faculté par ce cinique célébre, qui fut médecin, Prêtre & Curé de Meudon : cette pratique paroît affez fingulière.

Il en eft une autre plus fingulière encore & qui duroit depuis plufieurs fiécles. La faculté de Montpellier après avoir, au frontifpice de fes thèfes, invoqué Dieu, la Vierge, & St. Luc Pâtron des médecins orthodoxes, terminoit le titre de ces thèfes par cette bizarre période..... ,, cette thèfe fera ,, foutenue dans le facré temple d'A- ,, pollon" : étrange & barbare formule qui confondoit le facré & le prophane, & qui a pris fin de nos jours.

Le Roi vient de donner à cette faculté une marque fpéciale de bienveillance. Sa Majefté a permis que fon portrait fut placé dans la falle principale : cette école a pris en conféquence le nom de Ludovicée ou d'école de Louis, nom à jamais cher aux François, & qui fera oublier à Montpellier celui d'Apollon qu'on y a trop longtems révéré.

La postérité tiendra compte à Mr. Sernac premier médecin, d'avoir obtenu cette grace : elle rappelle naturellement un compliment vif & laconique qui fut fait à un Cardinal par Chicoineau médecin à Montpellier „ Rome vous a sanctifié, la France vous a honoré & illustré ; puisse sa faculté vous faire longtems jouir d'une bonne santé".

Un médecin de Montpellier a pris de-là occasion de publier les vœux de sa faculté, qui pénétrée de reconnoissance, a prononcé unanimement au sujet du Roi. „ Dieu fit notre maître ; ses peuples l'ont proclamé le Bien-Aimé ; puisse la médecine prolonger ses précieux jours au delà des plus longues vies" !

Quant à l'anneau d'or & la ceinture du même métal dont on décore le récipiendaire en l'assayant sur la chaire de Docteur, & lui présentant un livre ouvert qui est ordinairement quelqu'un des traités d'Hippocrate ; ce sont des riths anciens & en partie ecclésiastiques.

L'usage avoit aussi établi des musi-

ciens pour célébrer par leurs concerts
la gloire du Docteur qui se vouoit à
la médecine. Cet usage avoit même
une origine bien respectable. Un des
articles de la réformation de l'Université de Toulouse en 1390, par un Cardinal commissaire du Pape Clément
VII, porte expressément „ que le Li-
„ cencié pourroit avoir le jour de sa
„ licence deux paires de Bateleurs,
„ tels qu'on les trouveroit dans la vil-
„ le, & que les compagnons de li-
„ cence pourroient folâtrer & danser
„ honnêtement dans sa maison, le
„ jour de cette fête, sans encourir
„ aucune peine, laquelle subsistoit dans
„ son entier seulement contre ceux
„ qui dansoient publiquement".

Il y a tout apparence que la faculté
de Montpellier jouissoit de la même
grace que celle de Toulouse. On vient
d'exclure cette musique qui n'alloit pas
mal chez un peuple gay & grand ama-
teur de l'harmonie.

Peut être ces riths un peu gothiques
pourroient-ils être remplacés par une
réception aussi simple, par exemple,
que celle de l'Académie françoise ;

tout s'y réduit à ce que le récipiendaire se couvre seulement de son chapeau devant l'auditoire : cette manière n'a t'elle pas quelque chose de plus grand, & s'il est permis de le dire, de plus françois que le cérémonial antique ? Ne suffiroit-elle pas pour la réception d'un médecin dans une faculté qui se pique d'être la plus royale de la France ? Il semble d'ailleurs qu'il n'y auroit pas grand mal que les violons reprissent la place de l'anneau, de la ceinture, du baiser, de la robe, &c.

J'ai vu à Montpellier, lorsqu'on y portoit en terre un des Chicoineaux mort Chancelier de cette faculté, porter aussi auprès du corps & par un Docteur en grand deuil, les œuvres d'Hippocrate couvertes d'un crepe. Seroit-ce pour exprimer d'une façon authentique le respect dû à Hippocrate ? Comment une faculté qui fut peut-être arabe dans sa naissance, n'a t'elle pas fait le même honneur à Avicenne ou bien à Averrhoés ?

Je crois qu'il y a dans l'Université de Salamanque une chaire qui porte encore le nom de chaire d'Avicenne.

La faculté de Paris fait foutenir à chacun des récipiendaires une thèfe nom-
mée cardinale, parce que cette thèfe
fut établie par un Cardinal légat en France qui vint réformer l'Univerfité de
Paris en vertu de l'autorité qu'il avoit
reçue du Pape.

Il paroît enfin que la faculté de
Montpellier s'eft éloignée des ufages
eccléfiaftiques un peu plus que celle
de Paris : elle femble avoir confervé
moins de marques de fa première conftitution,

Cependant voici la formule de la licence ou du droit d'exercer la médecine qu'on reçoit dans cette faculté.
„ En vertu de l'autorité dont je fais
„ acte en cette partie, je vous per-
„ mets de vous faire recevoir Docteur
„ dans le tems que les Profeffeurs
„ royaux indiqueront, & cette recep-
„ tion faite, je vous donne la permiffion
„ de lire, d'examiner, de corriger, de
„ commenter, de pratiquer & d'exercer
„ toutes les fonctions de maître (en
„ médecine) dans ce lieu & dans tout
„ l'univers. A la louange de Dieu

„ tout puissant, le Père, le Fils & le „ Saint Esprit. *Amen* ".

Cet acte d'autorité est fait par un Vicaire général représentant de l'Evêque qui est chancelier & juge de l'Université : il est vrai que la faculté de médecine a son Chancelier à part compris dans le nombre des Professeurs royaux : celui-ci semble représenter la puissance royale, & l'Evêque celle de l'Eglise. Il y a des facultés qui n'ont point un pareil Chancelier laïc, & dans celles-là la licence émane entièrement de l'Evêque.

Mais il est évident que la licence est à Montpellier, comme dans les autres facultés du royaume, une sorte de commission ou de permission de la puissance ecclésiastique : c'est un acte religieux par lequel le récipiendaire est pour ainsi dire incorporé dans le corps ecclésiastique : cela est si vrai que les gradués en médecine sont capables de posséder des bénéfices : ils en possèdent en effet dans certaines Eglises surtout en Flandres ; & peut-être seroit-il bon que de pareilles places se fussent multipliées.

Je comprends après cela difficillement la raison pour laquelle quelques
auteurs voudroient mettre une barrière
impénétrable , entre les médecins & les
Théologiens ou les Prêtres , & séparer
deux états qui se tiennent de si près.

Je me garderois surtout, si je voulois essayer d'éloigner les Prêtres de
l'étude de la médecine , de leur dire,
comme on le leur à signifié d'un ton
de réproche , que la médecine est
„ une science dont l'immensité des
„ connoissances effraye les génies les
„ plus courageux & les plus vastes ,
„ & dont on dit que la vie entière est
„ trop courte pour en faire l'appren-
„ tissage". Je craindrois de me trop
avancer en raisonnant ainsi & de me
voir battu d'un côté , en voulant me
sauver de l'autre.

On ne manqueroit pas de me
répondre que si tous les Docteurs qui
ont existé jusqu'aprésent n'ont pû
faire l'apprentissage de la médecine , si
ils ont été tous effrayés de l'immensité de ses connoissances, il s'enfuit
nécessairement que tout notre savoir
se réduit à bien peu de chose. On

iroit loin en fuivant cette route. Mais
perfonne n'ignore que l'expérience, le
bon fens, la réflexion, l'étude & la
droiture d'efprit fuffifent pour acqué-
rir des connoiffances qui font d'ufage
en médecine.

Or je ne vois point pour quoi un
Prêtre ne pourroit point profiter de
tous ces moyens de s'inftruire par cela précifement qu'il eft Prêtre : je prétens au contraire que fes études le
raprochent de quelques-unes des parties de la médecine : je crois furtout
que les Prêtres & nous fommes frères :
ils ont fans doute choifi la meilleure
partie, les connoiffances les plus fages
& les plus utiles ; mais nous n'en
fommes pas moins étroitement liés à
leur état, dont la lumière nous éclaire
& nous honore parmi les hommes.

La médecine eut ainfi que la théologie, fes fchifmes & fes héréfies, fes fec-
taires & fes fchifmatiques : elle devint
l'objet de la critique des prétendus efprits forts que les maladies ne manque-
rent jamais de ranger fous les loix de
notre art. Mais comme il nous manquoit
un guide divin, & un tribunal in-

faillible qui donnent à la théologie tous les avantages dont elle jouit sur les sciences humaines, l'erreur & le menfonge exercerent principalement leur empire fur nos opinions.

De là les folies de la magie, celles des interprétations des fonges, des amulettes, des effets de la lune fur le corps, de l'aftrologie judiciaire & autres qui fourniroient une ample carrière à fuivre à quelqu'un qui voudroit faire l'hiftoire des erreurs & des égarémens de l'efprit humain, dans la pratique & la théorie de la médecine.

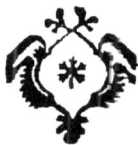

§ V I.

Schismes parmi les médecins : ex-
emples, pris dans le Brésil, chez
les peuples de Paria & de la
Guiane, chez les Bramines, les
Banians, les Cafres à Madagas-
car.

LEs sectes de médecine les plus
pures eurent des détracteurs &
des enthousiastes débordés & sans
retenue, des schismes & des hérésies :
c'est ainsi que l'usage de la saignée
amena parmi les médecins méchani-
ciens & rationels les criminels essais
de la transfusion ; celui des purgatifs
donna aussi lieu à d'effrénées tortu-
res excitées par l'hellebore & autres
poisons.

La théorie de la transpiration in-
sensible fit naître ces méthodes in-
cendiaires dont tant de malades furent
la victime, celle de la prétendue vie in-

hérente dans le fang fervit de prétexte à ceux qui eurent l'horreur de la faignée. Les médecins expectateurs donnerent auffi lieu à des excès particuliers : leur fyftême approuva le projet de ne point faire des remédes dans les maladies, de laiffer marcher la nature fuivant fon goût ; ce qui occafiona des expériences ou des effais moins blamables peut-être que ceux des médecins actifs, mais toujours très-préjudiciables aux particuliers.

La fecte des empiriques fournit une pépinière d'erreurs, de contes & de pratiques. Je joins ici quelques exemples d'égaremens en médecine & tirés de l'hiftoire des nations peu inftruites.

Au Bréfil les hommes qui font les fages femmes de leurs époufes réçoivent les enfans & leur coupent le cordon à belles dents : l'acouchée va fe laver & marche à l'ouvrage : ce n'eft pas l'effet du climat, puifque les femmes des payfans n'en ufent pas autrement en Livonie ni parmi les fauvages de l'Amérique feptentrionale : en quelques endroits de l'Amérique méridionale les femmes vont servir leurs maris qui se mettent au lit pour elles : cette coutume étoit aussi en usage chez les anciens Espagnols & les Bearnois.

Les peuples de Paria plongent dans une rivière le malade qui est attaqué de la fièvre, & le font ensuite courir à perte d'haleine à coups de fouet au tour d'un grand feu ; après quoi ils le portent dans son hamac : ils employent une longue abstinence pour la guérison des maladies ; quelquefois ils se servent de la saignée : alors ils ouvrent une veine des reins. Si la maladie est à peu près désespérée, on le suspend dans son hamac entre deux arbres & l'on danse toute la journée au tour de lui.

Les Prêtres des peuples qui habitent les bords du fleuve Orénoque & de ceux de la Guyane leur servent de médecins, selon l'usage des autres Indiens : avant que d'entreprendre la guérison de son malade, le Prêtre consulte l'oracle, & s'il déclare que le malade mourra, on ne lui fait aucun reméde.

Les Prêtres des peuples de la Plata font leurs médecins comme ailleurs ; ils guériffent les maladies en fuçant la partie affectée, ou par la fumée du tabac : pour être Prêtre ou médecin parmi eux, il faut avoir jeuné longtems & fouvent ; il faut avoir combattu contre des tigres : les impreffions de la griffe de cet animal leur vaut autant que chez nous le bonet doctoral reçu à l'Univerfité de Salamanque, dit un auteur efpagnol.

Les peuples connus fous le nom de Moxes ont des Prêtres-médecins, enchanteurs & charlatans, qui pour guérir leurs malades récitent fur eux quelque formule fuperftitieufe & leur promettent de prendre, pour leur guérifon un certain nombre de fois par jour du tabac en fumée.

Les Bramines ont des livres de médecine en vers, & qui font plûtôt des recueils de recettes qu'autre chofe. Suivant eux le principal reméde eft l'abftinence : on ne doit tirer du fang que dans une grande & évidente néceffité : ils ne font jamais d'ouvertures de corps d'hommes ni d'animaux.

Les Banians baignent leurs malades prêts d'expirer, dans un fleuve & sur une vache : au Coromandel ils mettent le visage du mourant sous le derrière de la vache qu'ils excitent à lacher son urine sur le visage du malade. Lorsqu'il n'est pas tout à fait en danger de mort, on le porte devant les idoles pour en obtenir la guérison ; il passe une nuit entière dans la pagode ainsi que les anciens le faisoient autrefois dans le temple d'Esculape.

Les Chinois ont des charlatans qui leur vendent le vent, comme on dit que cela se pratique dans le nord de la Suede ; ce vent est contenu dans un sac ou dans une outre ; on en livre pour de l'argent autant que l'acheteur croit qu'il en a besoin pour sa santé.

Chaque village chez les Cafres a son Capitaine, son Prêtre & son médecin ; quelquefois les femmes se melent de faire la médecine. Lorsqu'il meurt des malades à ces médecins, ils disent qu'ils étoient ensorcelés. Le traitement des maladies consiste principalement à desensorceler le malade.

Pour cet effet on tue un mouton

gras dont on prend l'omentum ; le
médecin le faupoudre de Bacha &
le pend enfuite tout chaud au col du
malade en lui difant ; vous êtes enfor-
celé ; mais je vous déclare que vous
ferés bientôt guéri car le charme n'eft
pas fort. D'ailleurs les médecins mettent en ufage certaines herbes qu'ils
vont cueillir en fecret. On dit que dans
les accouchemens difficiles ils font prendre à la femme en travail une dé-
coction de tabac dans du lait.

Au Monomotapa on abandonne les
vieillards & les malades attaqués d'une
maladie mortelle ; on ne leur donne
point de fecours ; on les porte quelque fois dans des forêts à l'amerci des
bêtes féroces : eux-mêmes fentant ap-
procher leur dernière heure , deman-
dent d'être expofés de cette façon.

Les médecins aftrologues & Prêtres
des infulaires de Madagafcar prétendent connoître la nativité des enfans ;
c'eft-à-dire qu'ils font des prédictions
fur eux ou qu'ils tirent leurs horofcopes :
ils tachent d'éviter les effets d'une conf-
tellation dangereufe en enfermant l'enfant nouveau né dans un poullallier pen-

dant une demi journée. Les remédes
dont ces médecins se servent, consistent en décoctions d'herbes & de raci-
nes.

Ils charment le mal avec des billets
écrits d'une certaine façon ; ils pen-
dent ces billets au col des malades en
les attachant à leurs ceintutes : ils jugent des remédes qui conviennent par
les régles de l'astrologie : ils ont des
traités écrits sur la force & la vertu de
chaque jour de la lune : ils écrivent
quelques mots sur un papier qu'ils la-
vent ensuite , & le malade avale l'eau
dans laquelle on a lavé le papier ; s'il
ne guérit point, il a manqué à quelque formalité.

§ V I I.

Pays policés sujets au schisme en médecine, elle dégenera de bonne heure parmi les Payens : elle fut entre les mains des Prêtres.

IL seroit possible de faire un parallèle entre l'état présent de la médecine chez les peuples barbares dont il vient d'être question & les révolutions qui lui sont arrivées parmi les nations modernes & celles de l'antiquité les plus policées ; ce parallèle seroit utile pour développer la marche de l'esprit humain sujet à mille excès, lorsqu'il n'est pas retenu par des barrières qui fixent son penchant pour l'erreur & pour les choses merveilleuses & singulières.

La nature jetta dans l'esprit des hommes les premières semences de la médecine ; c'est à cette régle fixe de tous les siécles & de tous les lieux que

doivent se rapporter toutes les découvertes dans notre art : la médecine
n'aura jamais d'apui plus certain, puisqu'elle n'est pas entrée dans le plan de
la révélation qui a éclairé les hommes
sur les vraies sources du bien & du mal.

Les hommes à proportion qu'ils
corrompirent la religion naturelle con-
firmée ensuite par la religion revélée,
se précipiterent d'un égarement à l'autre, ils ne connurent plus la voye de
la belle nature : la médecine se ressen-
tit comme toutes les autres sciences un
peu métaphisique des effets de ces écarts;
elle se remplit de schismes ; les préjugés, les observations mal faites, les
histoires exagérées, & toutes les autres leçons de l'esprit de mensonge furent seules écoutées.

Quelques payens heureux furent,
il est vrai, les Socrate de notre art :
ils surent démeler la médecine natu-
rélle parmi le grand nombre d'extravagance & de petitesse dont le monde l'avoit remplie. Hippocrate & quelques uns de ses pareils furent nos Patriarches, & j'ose dire qu'il y eut en
eux quelque chose de divin ; leurs ames

étoient de la même trempe que celle
des Platon & des Ariſtote, auxquels
des Pères de l'Egliſe n'ont pû refuſer
quelques marques de reſpect & de vé-
nération ; mais le nombre des vrais
médecins fut auſſi rare parmi les Payens
que celui des Pphiloſophes qui avoient
eu des preſſentimens de quelques vérités de la religion, ou qui avoient ſu
ſe dégager du torrent des opinions
reſpectées par le peuple vain & inſen-
ſé.

Les miniſtres des faux Dieux conſer-
verent parmi eux la ſcience & l'exercice
de l'art de guérir : il retomba toujours
par ſon propre poids dans l'intérieur &
le ſilence des temples ; ou plûtôt il
eſſaya de s'élever à l'égal des choſes
divines ; il domina ou dépaſſa la religion payenne autant que la religion
révélée l'abaiſſa lui-même ou l'humilia.

C'eſt une preuve nouvelle de la
reſſemblance indélébile qu'il paroît
y avoir entre la médecine & la religion, ſurtout conſidérée du côté le plus
acceſſible aux ſeules lumières de la raiſon. La révélation ſeule peut mettre la
médecine à la place qui lui convenoit :

notre art avoit su vaincre le paganisme, & il s'étoit tellement incorporé avec les dogmes de l'idolatrie, qu'il en faisoit le principal apanage & le plus bel ornement : en voici des preuves.

Mélampe le plus ancien des médecins connus parmi les Grecs étoit aussi Berger, Poëte & Devin : il tenoit par là à la religion à titre de Prêtre : il guérit les filles d'un Roi qui avoient des vapeurs très-fortes en les purgeant avec de l'ellebore & en les faisant baigner. Il prétendit que les chévres lui avoient appris l'usage de l'ellebore : il ne manqua point de mettre en usage les charmes ou des vers qu'il fit reciter à ses malades, & qui étoient sans doute de sa composition.

Ce même médecin consulté par quelqu'un qui desiroit avoir des enfans conseilla d'aller chercher un couteau dans un chéne, d'en racler la rouille & de prendre une doze de cette rouille dans du vin, pendant dix jours consécutifs : ce qui fut fait avec le succès désiré ; Mélampe eut soin de publier que ce reméde lui avoit été indiqué par un Vautour qu'il fut faire

paroître

paroître après àvoir immolé deux taureaux. Ce Vautour apprit au médecin
devin que le couteau en queſtion avoit
ſervi pour des ſacrifices ; & qu'il étoit
planté à un arbre ſacré.

On voit par ces deux exemples que
Mélampe couvroit , pour ainſi dire ,
la médecine du manteau du paganiſme ou de la fauſſe religion qui avoit
tout corrompu. L'ellebore & les bains
propoſés aux filles vaporeuſes étoient
de fort bons remédes & très-naturels ,
de même que la rouille de fer indi-
quée pour avoir un enfant ; juſques là
c'étoit de la bonne médecine ; les charmes , les taureaux immolés , le Vautour , l'arbre ſacré, le couteau qui avoit
ſervi pour les ſacrifices, voilà des machines du paganiſme faites pour en im-
poſer. C'eſt ainſi que ces faux Prêtres
cachoient notre art & le pratiquoient :
ils le joignoient toujours à la religion.
Voici encore des exemples qui prouvent mieux cette union.

On les trouve dans Mercurial , ſa-
vant Italien du ſeizième ſiécle qui a
traité de la gimnaſtique ou de l'art des
exercices du corps : art qui fit chez

P

les anciens une partie de la médecine trop négligée de nos jours.„ 1°. Lu-
„ cius attaqué d'une pleuréfie, & aban-
„ donné des hommes, confulta l'ora-
„ cle qui lui ordonna de prendre des
„ cendres fur l'autel, d'en faire une
„ pâte avec du vin & de l'appliquer
„ fur le côté malade : ce qu'il fit &
„ il fut guéri. Il en rendit publique-
„ ment graces au Dieu de ce temple.
„ 2°. Julien attaqué d'un crachement
„ de fang, & abandonné des hom-
„ mes, confulta l'oracle qui lui or-
„ donna de prendre fur l'autel des pi-
„ gnons, & d'en manger pendant trois
„ jours avec du miel ; il le fit & fut
„ guéri ; il en rendit graces au Dieu
„ du temple devant tout le peuple".

Ces deux relations ont été prifes
avec d'autres femblables fur des mar-
bres qui étoient autrefois dans le temple d'Efculape à Rome. C'eft des efpèces de vœux ou des marques de reconnoiffance que les Prêtres exigeoient
des malades qu'ils guériffoient ; ces
exemples étoient utiles à la réputa-
tation du temple & de ceux qui le
deffervoient.

Le cataplafme de cendres & de vin réuffiroit encore aujourd'hui dans de certaines efpèces de pleuréfie, & il eft des crachemens de fang qu'on pourroit traiter & guérir avec des pignons & du miel : il feroit même aifé de prouver que ces remédes font encore en ufage parmi nous ; mais les Prêtres du temple d'Efculape faifoient croire au peuple que ces remédes leur étoient infpirés par le Dieu auquel ils étoient attachés.

C'étoit donc ici de bonnes & franches ordonnances de médecine défigurées par les fables de la théologie payenne qui tiroit un grand luftre de fon union avec l'art de guérir. La fuperftition des peuples avoit fait oublier la médecine, & ne s'attachoit qu'à de vaines cérémonies.

Les médecins Egiptiens étoient du nombre des Prêtres : ils cachoient leurs connoiffances fous un langage miftique & facré : c'eft à leur fyftême de médecine fans doute qu'ils devoient la pratique où ils étoient de ne pas manger du fel, parce qu'il échauffe, ni des oignons pour la même raifon.

On dit qu'ils se partageoient les maladies , & que chacun s'appliquoit toujours à traiter la même ; ce qui, malgré l'opinion de bien des Docteurs , n'étoit pas aussi utile qu'on le croit , & devoit faire une plaisante cacaphonie chez des malades attaqués d'une maladie compliquée de beaucoup d'accidens.

Ces Prêtres médecins étendoient singulièrement leur empire chez le peuple : ils présidoient jusques dans ses festins & d'une manière, si on peut le dire, un peu trop médicinale. On avoit coutume de mettre sur la table un squelette : c'étoit une cérémonie aussi nécessaire que celle de laver ses mains.

On commençoit par dire à chacun des convives qu'il seroit un jour comme ce squelette : il falloit ensuite manger des alimens apretés avec d'autant moins de sel, que les personnes chez qui on mangeoit étoient plus pieux, on ne mettoit point d'oignon dans les sauces ; il n'étoit pas question de manger du cochon ; on servoit très-peu de légumes ; ce qui faisoit, comme chacun peut en juger, des repas assez

triftes & affez infipides. Peut-être eft-ce
de là en partie que les étrangers qui
voyageoient en Egipte difoient que
tout le monde étoit médecin en ce
pays-là. On s'y étoit accoutumé aux
fquelettes & aux réflexions qu'ils amé-
noient.

J'ai vû & tout le monde peut voir
à Montpellier les enfans jouer avec des
os du corps humain : on trouve des
débris de fquelettes dans toutes les
maifons bourgeoifes où les étudians
en médecine ont accoutumé de loger
depuis fept ou huit cens ans. Le peuple s'eft tellement familiarifé avec ces
Letoumies, fuivant l'expreffion d'un
pays qui a fans doute le droit d'en
créer en médecine, que les voyageurs
pourroient dire des habitans de cette
Ville qu'ils font tous médecins : il en
étoit aparament de même à Alexandrie
& dans d'autres Villes d'Egipte.

§ V I I I.

Les Prêtres Payens attribuerent l'invention de la médecine à leurs Dieux : origine des disputes entre les médecins & les Prêtres : mauvais raisonnemens du paganisme qui éloignoient de la médecine les premiers chrétiens, étant épurée elle est digne de nos Ecclésiastiques.

ON sait que Pæon, Hermes, Mercure, Esculape, Isis, Osiris, Bachus & Zoroastre furent des personnages réels ou supposés & distingués par leur savoir en médecine que les Egiptiens & les Grecs mirent au rang des Dieux. Pæon fut suivant Homère le médecin des Dieux ; car les Dieux de ce Poëte avoient aussi besoin des secours de la médecine ; ce Pæon est suivant bien des commentateurs, le même qu'Apollon qu'Ovide regarde comme l'inventeur de la médecine.

Hermes qui suivant quelques auteurs étoit fils de Cham & petit fils de Noé, fut aussi connu des Phéniciens & des Egiptiens : c'étoit le Mercure des Grecs qu'on disoit avoir fait connoître aux mortels Hygie Déesse de la santé. Esculape dont le nom s'est conservé parmi nous plus que celui des autres inventeurs de cet art, fut déïfié chez les Egiptiens & chez les Grecs : il eut même des temples chez les Romains.

Isis & Osiris, Bachus & Zoroastre font aussi la plus grande figure parmi les inventeurs de la médecine, ou du moins entre ceux qui ont connu cet art. Isis Reine d'Egipte fut éleve de Hermes, fille de Cronos, femme & sœur d'Osiris, mère de Horus, tous gens de grand savoir en médecine, elle mérita l'apothéose des Egiptiens ses sujets pour les services qu'elle leur rendit.

Elle étoit surtout célébre par les cures merveilleuses qu'elle faisoit sur des malades auxquels elle apparoissoit en songe : elle leur réveloit les remédes qui leur étoient propres ; d'où vint la coutume établie même à Rome de transporter les malades dans les temples & de les y laisser pendant la nuit pour invoquer tranquillement la Déesse : elle n'aimoit pas apparamment à faire les opérations au grand jour.

Osiris ne fut pas moins célébre en Egipte qu'Isis sa sœur & sa femme ; il semble pourtant qu'il s'occupa plus des conquettes, de l'étude des loix & de l'agriculture, & qu'Hermes qui fut son précepteur de même que celui d'Isis, se plût à mieux instruire la femme que le mari, des connoissances de la médecine.

Bachus que quelques-uns prennent pour Noé , mérita les plus vives marques de reconnoissance de la part des hommes pour leur avoir appris l'usage du vin. Cette liqueur fut bientôt régardée comme un grand reméde, & celui qui en fit la découverte comme un médecin d'autant plus excellent, qu'il fut au moyen du lierre dont il fit couvrir la tête de ses adorateurs, les préserver des mauvais effets du vin.

On dit que la médecine de ce Dieu étoit remarquable en ce que ses Prêtres & ses Prêtresses se distinguoient par les agitations extraordinaires qui précédoient leurs ordonnances : c'étoit, comme on voit, une ivresse religieuse bien caractérisée & fort commode à des médecins inspirés par le vin.

Zoroastre fut auteur de cent mille vers : il y en avoit sur la médecine & principalement sur la magie qui se lia intimement avec la médecine de même que la Prêtrise, ou qui n'étoit chez des peuples plongés dans l'ignorance ou dans une science barbare & indigeste qu'un mélange de religion & de médecine : ce mélange trouva le cœur des hommes trop enclin à se laisser étourdir par de folles reveries. Il ne faut pourtant pas oublier qu'il y a des auteurs qui pensent que la magie dont Zoroastre fut le partisan, n'étoit autre chose que la Philosophie & la Phisique de ce tems-là.

Telle étoit l'origine de la médecine suivant les Payens : ils la regardoient

comme un préfent du Ciel ; les premiers qui la cultiverent parmi eux mé-
riterent d'être mis au rang des Dieux ,
tels que la plûpart de ceux dont nous
venons de parler , ou du moins au rang
des héros ou des hommes du premier
ordre , tels que Prométhée , Chiron le
Centaure , Jafon qui a paffé pour un
grand chimifte parmi les Adeptes.

Si le peuple fe payoit de toutes ces
fables & de toutes ces hiftoires exagérées , de même que quelques imagina-
tions déréglées , ou de même que des
gens intéreffés à répandre ces opinions, il fe trouva fans doute des hommes qui furent fe mettre au-deffus des
préjugés. Il n'eft pas douteux qu'il
n'y eut des médecins qui connurent
la vanité de l'apothéofe de leurs prédéceffeurs.

Il y en eut qui furent diftinguer dans
les guérifons de Mélampe ce qu'il y
avoit de naturel d'avec ce qu'on vouloit y ajouter de divin ; ils oferent foutenir que les cures faites dans les temples étoient toutes auffi naturelles que
celles qui fe faifoient au lit des malades : ce qui dut occafionner des dif-

putes entre les médecins qui alloient
chez les malades & ceux chez qui les
malades étoient tranfportés avec beaucoup de cérémonies.

Ce fut auffi un fujet fuffifant aux
partifans de la médecine religieufe qui
s'exerçoit dans les temples, pour les
porter à blâmer la conduite, les mœurs,
& même la fcience des médecins ordinaires : ceux-ci furent regardés comme des gens qui n'avoient point de
foi aux Dieux; & voilà vraifemblablement l'origine de l'ancien préjugé répandu chez tous les peuples au fujet
du peu de religion des médecins.

On voit que ces reproches faifoient
honneur à ceux à qui on les faifoit,
& qu'on les mettoit au rang des plus
grands Philofophes perfécutés, pour
s'être moqués de la pluralité des Dieux
qu'adoroit le peuple.

Les médecins qui avoient fû pénétrer les myftères du paganifme, fur
ce qui concernoit leur profeffion, cru-
rent pouvoir traiter les miracles des
chrétiens comme ceux des payens ; ils
fe trompoient lourdement fur cet objet;

P 6

les guérisons opérées dans le christianisme étoient entièrement miraculeuses
& très-différentes de celles qui s'opé-
roient dans les temples des faux Dieux.

Ici on employoit des remédes &
des secours naturels comme on peut le
voir dans les guérisons de Mélampe &
dans celles du temple d'Esculape. Parmi les fidèles au contraire les secours
matériels , auxquels on auroit voulu
attribuer les guérisons , étoient dans
l'impuissance de produire cet effet sans
la grace & sans une vertu miraculeuse.

On connoît la guérison miraculeuse
de Térébon faite par les prières d'Eu-
thimus ; & on peut voir dans les ser-
mons de Saint Augustin les guérisons
de Paul & de Palladia & de beaucoup
d'autres nouveaux chrétiens guéris même dans les Eglises , & devant tout le
monde.

Les médecins devinrent donc bientôt
aussi suspects aux chrétiens qu'ils
l'étoient aux payens eu égard aux miracles ; ils avoient raison vis-à-vis des
payens ; mais leur aveuglement , leur
présomption & leur ignorance les ren-

doient aussi à plaindre que coupables
vis-à-vis des chrétiens.

C'est pourtant à cet aveuglement des
médecins anciens que sont dûs des préjugés & encore regnans & peu favorables aux médecins modernes ; comme si la plûpart de ceux qui existent
aujourd'hui ne connoissoient pas tous
les défauts de leurs lumières bornées
& flotantes qui n'approchent des vérités de la foi que pour en faire
mieux sentir la grandeur & la divinité.

„ Géronce (dit l'Abbé Fleuri dans
„ son histoire ecclésiastique) qui étoit
„ excellent médecin au commence-
„ ment du cinquième siécle, homme
„ agissant, persuasif & propre à se
„ faire dés amis, se moqua de Saint
„ Ambroise.... Ce même Géronce qui
„ avoit été ordonné Evêque fut déposé
„ par Saint Jean Chrisostome.... Mais
„ les habitans de Nicomédie se soule-
„ verent plusieurs fois en faveur de
„ Géronce : ils racontoient ses bien-
„ faits en public & en particulier ; ils fai-
„ soient valoir l'utilité qu'ils recevoient
„ de son art, l'honnêteté & l'applica-

„ tion avec lefquelles il s'employoit
„ à foulager tous les malades égale-
„ ment tant les riches que les pauvres :
„ ils relevoient fes bonnes qualités,
„ & ils faifoient des proceffions com-
„ me à l'occafion des féchéreffes & des
„ tremblemens de terre, & deman-
„ doient à Dieu de leur conferver
„ leur Evêque Géronce".

Voilà un exemple de la réfiftance que
les médecins ofoient oppofer aux chrétiens ; il s'agiffoit entre Saint Ambroife
& Géronce d'un fait de Phifique, ce
qui donnoit quelqu'avantage au médecin ; mais il paffoit les bornes de fon
art & foulevoit fans doute le peuple.

C'eft donc dans un efprit de fou-
miffion à des vérités fublimes & fi
fort au-deffus de nos connoiffances que
nous devons cultiver la médecine : je
ne crois point qu'étant confidérée fous
ce point de vue, elle puiffe allarmer la
délicateffe de nos plus pieux éccléfiaf-
tiques : ils doivent d'ailleurs convenir
qu'ils ont dans plufieurs occafions, qui
font de leur miniftère, un befoin néceffaire des connoiffances de notre art.

Le nombre des queftions médicothéologiques eſt infini ; il s'en préſente tous les jours quelqu'une dans la direction des fidèles de tous les âges ; c'eſt auſſi une nouvelle raiſon qui appuye ce que j'ai déjà ſouvent avancé ſur la liaiſon indiſſoluble de la médecine avec la théologie.

Je ſerois bien aiſe de voir notre art entre les mains de gens qui péuvent ſeuls le délivrer du joug des paſſions humaines ſous leſquelles il gémit, ou qui ſauroient lui preſcrire des bornes & le contenir dans ſa ſphère. Les écarts auxquels il ſe livre, le malheureux penchant qu'il conſerve toujours pour réduire tout à des cauſes & des principes phiſiques & matériels, arrêtent ſans doute ſes progrès, ou du moins ils font trop douter de l'utilité dont il eſt aux hommes ; nous le perdrons ſi nous n'appellons pas les théologiens à notre ſecours.

Il me ſemble enfin que nous tombons dans une erreur groſſière, ſi nous prétendons, par des raiſonnemens captieux & par des épigrammes, interdire aux eccléſiaſtiques de même qu'à tous les autres gens de lettres, l'étude de

notre médecine ; son exercice même
ou l'usage qu'on en doit faire dans la
pratique, sont fondés sur le droit naturel
commun à tous les hommes & plus
fort que toutes les loix , qui exceptent
toujours les cas extraordinaires & de
nécessité.

§ I X.

*Quelle sera la décision des Théolo-
giens sur la question de l'Inoculation ? nous l'attendrons avec
respect . réflexions sur l'usage
des bains publics & sur les
voyages en - Amérique : exemples tirés de David, de quelques
Saints du désert, d'Origène &
de Saint Cyprien.*

Est-il permis de pressentir l'avis de
la faculté de théologie ? comment
déterminer d'après les principes de notre art jusqu'à quel point chaque par-

ticulier peut difpofer de fa fanté &
de fa vie & en faire le facrifice à
la focieté ? Si je pouvois réfoudre ce
probleme, celui de l'Inoculation feroit
bientôt éclairci.

S'il étoit vrai qu'il eft permis à un
particulier de difpofer de fon exiftence
pour fes proches, pour fes amis &
pour fes compatriotes; il s'enfuivroit
néceffairement que chacun peut faire
fur lui-même l'épreuve de l'Inoculation
pour éclairer fes concitoyens: dût-il
fuccomber à cette épreuve; les vûes
qu'il fe propoferoit en faifant le facrifice de fa vie pourroient l'excufer.

Notre art ne peut que tolérer des
effais fur quelques particuliers pour arriver au bien de la fociété; la plûpart
des grands remédes qui ont pris faveur en médecine, ont exigé des
épreuves & des expériences quelque
fois funeftes; ces malheurs néceffaires
font principalement arrivés au fujet
des remédes qu'on a été obligé d'a-
bandonner après les avoir crus convenables, & dont on n'a connu les

mauvais effets qu'après les avoir éprouvés.

J'ai supposé jusqu'ici que l'Inoculation n'expose à aucun danger qui puisse entrer en parallèle avec les dangers de la petite vérole naturelle, & que les principes de la médecine conduisent à la tolérance de cette opération. J'ajoute que cette opération me paroît avoir beaucoup moins d'inconvéniens que les essais journaliers qu'on fait des poisons les plus reconnus pour les rendre utiles en médecine.

Ces essais se font surtout dans notre siécle avec une ardeur singulière, la Cigue, la Bella dona & les autres plantes vénimeuses sont célébrées en France comme dans les royaumes étrangers.

On pourroit même citer des ennemis de l'Inoculation qui ont osé employer ces poisons sans la permission des Magistrats & vraisemblablement sans avoir l'avis des théologiens. Je ne doute point que celui qu'ils donneront sur l'Inoculation n'influe sur la conduite que nous avons à tenir au sujet de l'usage des poisons.

S'il en eſt de l'Inoculation comme des travaux publics que les théologiens permettent ou tolèrent, quoiqu'il ſoit bien aſſuré qu'il y a des particuliers qui y perdent la vie. Si la queſtion ſur l'Inoculation peut être miſe en parallèle avec celle des établiſſemens ſur des bains publics que le Roi permet, que les médecins conſeillent, que les magiſtrats protégent & que les théologiens n'ont pas défendu que je ſache, il eſt certain que l'Inoculation doit être admiſe, même en ſuppoſant que quelques particuliers riſquent leur ſanté & leur vie.

En effet il n'eſt point d'année qui ne fourniſſe pluſieurs exemples de gens noyés à Paris : faudroit-il à cauſe de ces malheurs interdire les bains à tout le monde ? on dira peut-être que les bains publics ſont établis en partie, pour diminuer le nombre des accidens qui pourroient arriver ſans les précautions qu'on prend dans leur adminiſtration : en ce cas-là, l'Inoculation doit être admiſe, préciſément dans l'intention de ſauver la vie à la plus

grande partie de ceux qui auroient suc-
combé à la petite vérole naturelle.

Les voyages en Amérique me paroissent encore plus mériter l'attention
des théologiens eu égard à la question
de l'Inoculation : la plus grande partie de sujets du Roi qui entreprennent
ces voyages ne le font que dans la vue
d'augmenter leur fortune ; pour cet effet
ils risquent leur vie : il y en a plus de
la moitié qui la perdent : ils ont tous
une maladie très-grave & souvent mortelle en arrivant à l'Amérique. Est-il
permis de courir ce risque ? & si on
ne le défend point, pourquoi défen-
droit-on l'essai ou les risques de l'Inoculation ?

Si un médecin proposoit aujourd'hui
d'inoculer la maladie de l'Amérique à
ceux qui doivent s'embarquer pour aller en ce pays-là, & qu'il la réduisit
à une légère incommodité : si un grand
nombre d'épreuves déjà faites prou-
voient que la maladie que ce médecin donne, n'a pas communément
des suites facheuses, & qu'elle pré-
serve communément ceux qui l'ont eue,
de la ravoir en Amérique, pourroit-

on, devroit-on arrêter les effais de ce médecin ? Il femble que l'Inoculation foit parmi nous précifément dans ce cas que je fuppofe.

J'ajoute, qu'en laiffant fubfifter pour un moment, les idées courantes fur le danger de la contagion qu'on dit devoir être l'effet de l'Inoculation, il faudroit un tems confidérable pour que cette contagion fit autant de ravages que l'habitude que les fujets du Roi ont prife d'abandonner leur pays pour paffer en Amérique.

Or ce paffage eft permis, toléré, protégé ; pourquoi ? parce qu'il eft néceffaire pour le bien de la fociété en général : c'eft auffi pour ce même bien général qu'on demande la tolérance de l'Inoculation : on veut, comme on dit, de deux maux néceffaires éviter le pire.

David forcé de choifir la guerre, la famine ou la pefte, choifit ce dernier fléau pour courir le même rifque que fon peuple : peut-être cet exemple doit-il intéreffer les théologiens au fujet de la queftion de l'Inoculation. Il n'en eft point qui puifse , d'après le parti pris par le **Roi Prophête**, condamner l'Inoculation, par la crainte particulière qu'il auroit de la contagion ; & il doit nécessairement inspirer à tous les fidèles les mêmes sentimens qu'avoit David.

Nous sommes obligés de choisir entre la petite vérole naturelle & la petite vérole inoculée : il est très-vraisemblable que la dernière est moins meurtrière que la première. Peut-on hésiter sur le choix ? préferer la petite vérole naturelle ne seroit-ce pas faire de propos déliberé un choix dont les conséquences sont funestes.

On auroit beau dire que la petite vérole naturelle étant dans l'ordre ordinaire des choses, il vaut mieux s'y assujettir ; si cela étoit, il faudroit abandonner tous les arts & tous les secours de la médecine & surtout les remédes de précaution : il faudroit même renoncer à beaucoup de nécessités & à un grand nombre de petits agrémens de la vie.

l'Abbé Fleury apprend dans son histoire de l'Eglise la façon de penser de quelques Saints personnages, de mê-

me que quelques circonstances de leur
vie qui semblent pouvoir indiquer les
raisons sur lesquelles doivent se fon-
der les Théologiens pour approuver
ou desaprouver l'opération de l'Inoculation.

„ Jean & Pacome hermites du troi-
„ sième siécle de l'Eglise, ne chan-
„ geoient jamais d'habits que par la
„ nécessité extrême de les laver. L'un
„ d'eux passa quinze ans sans se cou-
„ cher, & ne se reposoit qu'assis au
„ milieu de sa cellule, sans s'appuyer
„ contre la muraille.

„ Saint Hilarion passoit quelque-
„ fois trois ou quatre jours sans man-
„ ger..... Il réduisit son corps à n'avoir
„ que la peau & les os..... Il ne cou-
„ poit ses cheveux qu'à Paques & ne
„ lavoit jamais le sac qui faisoit son
„ vêtement, disant, qu'il est super-
„ flu de chercher de la propreté dans
„ un cilice.... Il ne quittoit sa tunique
„ que quand elle étoit tout-à-fait
„ usée ".

„ Saint Antoine, l'hermite, qui
„ n'avoit pas daigné apprendre à lire,
„ ne mangeoit qu'une fois le jour,

,, quelque fois de deux en deux , fou-
,, vent de quatre en quatre.... Il cou-
,, choit le plus fouvent fur la terre
,, nue. Jamais il ne fe frottoit d'huile...
,, Il demeura vingt ans renfermé dans un
,, chateau...Il difoit que nous ne devons
,, accorder au corps que fort peu de
,, tems par néceffité.... Il vecut cent
,, cinq ans ; depuis fa jeuneffe jufqu'à
,, un fi grand âge , il ne changea jamais
,, fa façon de vivre ni fa manière de
,, fe vêtir ; il ne fe lava jamais les
,, pieds... Il étoit plus fort & plus vi-
,, goureux que ceux qui fe nouriffent
,, de diverfes viandes , qui fe baignent
,, & changent fouvent d'habits".

Voilà une conduite & une façon
d'envifager & de pratiquer la religion
qui écarteroit néceffairement de la pratique de l'Inoculation. Si les chrétiens
étoient pénétrés des maximes de ces
Saints Anachorettes, ils ne fe reduiroient
jamais à l'Inoculation ; elle leur paroîtroit une précaution fuperflue &
peu digne d'eux. Ces fentimens ref-
pectables ne peuvent manquer d'avoir
des admirateurs & même des fecta-
teurs.

Mais

Mais „ les chrétiens vivans fous l'em-
„ pire romain n'avoient pas befoin de
„ loix particulières pour le temporel
„ .... Ils avoient égard aux mœurs &
„ à la condition des Cathécumenes....
„ Ils confervoient foigneufement les
„ liens de la fociété civile qui eft la
„ juftice; ils pratiquoient la bonté &
„ l'humanité..... Leur humilité ne con-
„ fiftoit pas à porter un habit fale &
„ à fe couvrir de pouffière. On ne
„ peut mettre l'humilité dans cet ex-
„ térieur que par une groffière igno-
„ rance; elle confifte à s'abaiffer de-
„ vant Dieu ayant d'ailleurs des pen-
„ fées nobles & grandes". Ainfi parloit Origène fuivant l'Abbé Fleury.

D'ailleurs, dit le même auteur ,
„ Saint Cyprien ufa d'indulgence pour
„ les malades & pour les foibles....
„ décrivant l'état des Martirs aux mi-
„ nes il remarque.... qu'après leurs fa-
„ tigues ils n'avoient pour lit que la
„ terre nue; leurs prifons étoient obf-
„ cures & pendant tout le jour ils
„ fouffroient la mauvaife odeur de la
„ fumée, n'ayant plus la commodité des

Q

„ bains, ils demeuroient sales & cras-
„ seux, les cheveux longs·& négligés....
„ Le même Saint Cyprien étant tout
„ trempé de sueur à cause du chemin
„ qu'il avoit fait par un jour très-chaud,
„ on lui offrit des habits à changer,
„ & il répondit, nous voulons remé-
„ dier à des maux qui peut-être ne
„ dureront plus qu'aujourd'hui".

Voilà des opinions non moins orthodoxes que celles des solitaires du
desert, & d'où l'on pourroit tirer des
inductions favorables à la pratique
de l'Inoculation. Je crois que nous devons attendre avec confiance & avec
respect la décision de la faculté de
Théologie; & je mettrai fin à cet article en faisant une réflexion sur ce
qu'on paroît croire dans Paris, que si
la faculté de médecine se détermine
contre l'Inoculation, la faculté de Théologie doit nécessairement prendre le
même parti.

Il me semble qu'il est des cas dans
lesquels la médecine peut apporter une
décision, & la Théologie une décision
contraire & réciproquement : alors les
deux facultés s'accordent & c'est à celle

de médecine à céder, faudra t'il mettre l'Inoculation dans la claſſe de ces queſtions où les deux facultés, ſuivant leurs principes purement & ſimplement, peuvent être d'avis contraire ? c'eſt ce que l'évenement éclaircira.

CHAPITRE SEPTIEME.

Les Médecins Philosophes.

§ I.

Les Médecins Philosophes ont des vues très-étendues: Pereyra médecin espagnol fut de ce nombre: Vesal médecin de cette classe persécuté à cause de sa liberté de penser, sa fin deshonora ses persecuteurs.

LEs Philosophes étudient l'homme & ses passions, la société, ses liens & ses ressorts, les révolutions des états, & les causes générales de ces phénomenes soit pour le phisique soit pour le moral : ils ont toujours eu besoin de la médecine pour former leurs systêmes & leurs théories : écoutons la parler par la voix de ces sages qui portent leur vue plus fur les nations entières que fur les particuliers ou fur les habitans d'un pays limité.

Voyons ce qu'ils doivent penfer fur l'Inoculation, en fuivant leurs principes généraux qui embraffent le bien de la fociété entière , & qui ne renferment pas leurs fpéculations dans un royaume , dans l'enceinte d'une ville, dans une école, dans une armée , ou chez un malade ifolé, comme la médecine ordinaire & ufuelle. Hippocrate difoit qu'un médecin philofophe eft égal à un Dieu.

Pereyra médecin efpagnol du feizième fiécle fut un des premiers qui fut s'élever au deffus des préjugés regnans en faveur de Galien : c'étoit en ce tems-là donner une preuve la plus décidée de courage, que d'ofer contredire le tiran ou l'ufurpateur fous lequel la médecine gémiffoit depuis quatorze fiécles. Pereyra s'immortalifa pour avoir preffenti les inconvéniens des opinions galéniques qui avoient afjervi les médecins au point que les ouvrages des plus fameux d'entre eux, font infupportables par la platitude des éloges don-

nés à Galien ; il n'étoit point permis
de le contredire , parce qu'il avoit eu
la bonne fortune de se joindre à Aristote devenu l'oracle des écoles même
parmi les chrétiens.

On connoît les malheurs arrivés à
Vesal qui vivoit au seizième siécle , pour
avoir osé avancer que Galien avoit
pû se tromper. Des médecins qui auroient pû laisser une bonne réputation
après eux , se deshonorerent en pour-
suivant Vesal ; il fut obligé de quitter
la France & ensuite l'Italie toujours
poursuivi par ses confrères qui le mirent enfin entre les mains de l'Inquisition , ou qui ne firent pas tous les
efforts qu'ils devoient faire , pour le
tirer de l'embarras où une accusation
sole & fondée sur les faux rapports
d'un domestique visionaire l'avoit
jetté.

Ce grand homme digne d'un meilleur sort & le créateur de l'anatomie
parmi les modernes, mourut de faim
& de misère dans une isle deserte ,
parce qu'un valet ou une servante avoit
prétendu que Vesal étant dans la
chambre d'un de ses malades , mort

depuis peu, il l'avoit achevé de tuer ;
l'accusation eut encore été plus complette , plus digne du tribunal qui la
jugea & plus convenable aux ennemis
de Vesal , si l'on avoit ajouté qu'il
tua son malade pour le voler, & qu'il
se renferma avec le mort pour lui arracher un morceau de sa chemise.

Tout cela eut pû donner matière à
de très-belles dissertations & à un
pompeux étalage de figures de Rhé-
torique sur la délicatesse des médecins. Quel dommage que nous n'ayons
point le procès fait contre Vesal par
l'Inquisition ! ce seroit un modèle à
suivre pour ceux qui voudroient perdre un médecin.

Il n'en est point qui ne se soit
trouvé à la mort de quelqu'un de ses
malades, seul ou accompagné de quelque personne morte bientôt après ;
il n'y auroit qu'à faire dire , surtout
plusieurs années après , par ces morts ,
que le médecin a tué son malade &
volé le mourant ou son cadavre, de-
pecé ses habits & sa chemise , vuidé
ses poches ; en un mot tué & devalisé

son homme ; & puis il n'y auroit qu'à
laisser faire l'inquisition.

D'après la déposition d'un domestique commodément posté au trou
d'une serrure ou à la fente d'une cloi-
son ; d'après un tissu de bêtises arra-
chées à quelques témoins surpris, épou-
vantés & déconcertés, ce tribunal farouche condamneroit tout médecin comme
il condamna Vesal. Enfin les délateurs de
ce médecin auroient le plaisir de le
voir périr exilé & expatrié & peut-être
ne seroit ce pas assez pour assouvir
leur passion.

Je m'étonne que quelqu'un n'ait
pas travaillé juridiquement à la répara-
tion de l'honneur de Vesal ; ce qu'il y
a de certain, c'est que la postérité est
demeurée indignée contre ses persécu-
teurs. La France trouve avec peine parmi
le nombre de ces aboyeurs, un Silvius
que les uns ont fait Docteur en médecine de Paris , & les autres Docteur
de Montpellier. Heureusement pour les
deux facultés il peut être regardé comme n'appartenant à aucune d'elles :
voilà pourtant à quoi Vesal fut conduit
par sa liberté de penser.

Mais quelle fatale étoile mit ce génie libre & élevé hors de portée de se
faire entendre par un tribunal équita-
ble & éclairé! dans quel embarras ses
délateurs ne se seroient-ils pas trouvés
devant des juges à qui il faut des
preuves & non des clameurs, des
faits & non des suppositions, de bons
& légitimes témoins & non des domestiques morts ou qui voyent par les
trous d'une serrure, ou qu'on embar-
rasse par leurs propres bavardages !

Quel malheur enfin (pour nous
renfermer dans ce qui concerne notre
pays) quel malheur que Silvius n'ait
pas été jugé par le Parlement, sur les
injures atroces & indécentes qu'il vo-
missoit contre Vésal ! Sa mémoire qui
est restée dans le mépris à plus d'un
égard nous eut encore fait passer l'exemple d'un faussaire & d'un calomniateur bas & odieux mis à découvert
& bien puni. Cet exemple auroit à
jamais contenu les imitateurs de Silvius.

Il y en a qu'un amas d'humeur noire &
mélancolique porte, après de longues
fermentations, à des entreprises énor-
mes. Il y en a qui avancent des choses

non moins foles que Silvius, réduit enfin au point de dire que les hommes du tems de Galien, n'étoient pas faits comme ceux de ces tems-ci.

Vesal fut moins heureux que Pereyra & quelques autres qui détrônerent Galien, & qui travaillerent à renverser l'édifice gothique de la médecine devenu enfin ridicule. Ces hommes courageux qui mirent la main à l'œuvre de la démolition du Colosse antique, furent conduits par quelques rayons de cet esprit philosophique, qui n'éclate jamais tant que dans des cas où la contrainte & les préjugés ont regné trop long tems.

Ils furent sur ce point copistes de **Pa**racelse qui fit bruler devant un nombreux auditoire les œuvres de Galien & d'Avicenne. Plusieurs s'empresserent d'atiser, pour ainsi dire, ou de soufler le feu allumé par ce nouveau champion qui ne plut pas en tout: il étoit trop au-dessus de ses contemporains : sa Philosophie étoit trop transcendente pour qu'ils n'ameutassent pas contre lui cette portion considérable de têtes

toujours pretes à se préter au vent qui
soufle le plus fort.

Quelqu'un comparoît ces têtes à des
essains de mouches qui volent & qui
vont toutes se coller à un mur frotté
de miel, où l'on s'assemble, où l'on
gruge & où l'on bourdonne, sans
s'appercevoir que l'on s'y colle, qu'on
y périt enfin, & qu'on y pourrit.

Pereyra sut encore faire éclater son
génie créateur & au-dessus des idées
communes en avançant une sorte de
paradoxe devenu fameux. Il ota toute
connoissance aux bêtes ; il les réduisit
à l'état de pures & simples machines.
C'étoit attaquer la plus nombreuse partie de l'antiquité ou lui reprocher de
ne s'être point exactement expliquée
sur ce point ; c'étoit ouvrir une nouvelle carrière ; & c'est d'après ce système,
si rebattu dans le siécle passé, que
sont nées en partie de foles hipothèses
sur le matérialisme.

Il est étonnant que l'inquisition ait
dormi dans le tems que l'opinion de
Pereyra parut, l'auteur auroit pû subir
le même sort que Vesal ; mais il fut
assez heureux pour n'avoir pas à faire

Q 6

à des Silvius, ou des gens de son espèce, qui d'injure en injure, &
d'imputation en imputation, l'eussent
sans doute attaquée sur sa religion.

Cette manœuvre a souvent été em-
ployée contre des médecins : on a essayé de peindre leurs sentimens prétendus sur la religion, en caractères si dis-
tinctifs & si sensibles, que personne ne
peut s'y méprendre. Mais cette vieille
machine de guerre littéraire, est rouil-
lée dans notre siécle : on ne la trouve plus que dans des feuilles inutiles,
proscrites & dans des monceaux d'ouvrages que le public s'aheurte à ne
point lire, au grand regret des calom-
niateurs.

Il y a lieu de croire que Pereyra eut
poursuivi avec vigueur ceux qui auroient
attaqué sa religion. La justice l'auroit vengé ; elle eut aussi vengé Vesal s'il avoit su se défendre ; mais il
eut peur aux clameurs de quelques particuliers ; il ne sut pas distinguer parmi ses confrères, ceux qui en faisoient
la plus saine partie : il n'écouta pas
des voix qui gémissoient de voir l'art des-
honoré par des discussions réservées

pour les hales , & dont la fin eft toujours l'indignation de la juftice & des honnêtes gens.

Il attribua au corps des médecins , des excès uniquement dûs aux menées de S.lvius & de fa clique. C'eft ainfi que fe font trompés bien des particuliers en s'en prenant à tout leur corps, des égaremens de quelques membres , qui n'ofent fe montrer à découvert & qui effayent de donner le change au public.

Ainfi dit Baile au fujet de Prifcillien accufé par Ithacius, ,, cet accufateur fa-
,, crifioit tout à fes paffions... Il pouf-
., foit à bout les perfécutions par un
,, principe de vanité.... mais il fe défifta
,, de l'accufation lorfque Prifcillien fut
,, condamné... Artifice groffier dont
,, Sulpice Sévere fe moque très-jufte-
,, ment".

Il eft pourtant plus ordinaire de voir des accufateurs fe défifter de leur accufation lorfqu'ils ont manqué leur coup ; c'eft alors qu'ils ufent de toutes les reffources de la chicanne ; mais perfonne n'eft la duppe de leurs propos qu'ils effayent toujours de plier aux circonstances où ils se trouvent. Fiers & hardis lorsqu'ils croyent que le public est pour eux, leur courage s'évanouit, & ils se sauvent dans les voyes tortueuses des commentaires & des rétractations, lorsqu'il s'agit de paroître devant des juges éclairés : ils fuyent le jour, que la justice porte dans les affaires.

§ II.

Descartes pensa comme Pereyra sur l'ame des bêtes ; l'opinion de Stahl venge les médecins de l'accusation de matérialisme dont on les a chargés : cette opinion a fait naitre à Montpellier celle de la sensibilité essentielle au corps vivant : Chimie médicinale.

Bientôt après que Descartes eut publié son système sur l'ame des bêtes, & qu'il eut essayé de prouver qu'elles n'étoient que de vrayes machines, les critiques eurent foin de lui reprocher qu'il avoit copié les idées de Pereyra. Cette imputation, il faut en convenir, n'étoit pas fans fondement : Defcartes fut fi grand de fa propre gloire qu'il n'eft pas à craindre de la diminuer, en rendant aux autres ce qui leur appartient.

Il eft fans doute honorable pour la médecine, qu'elle ait pû fournir des modèles à Defcartes & lui frayer la route dans fes découvertes : rien n'éleve & n'annoblit autant notre art que les fréquents emprunts, que lui ont toujours fait les plus beaux génies. Si Pereyra eut pû favoir que Defcartes adopteroit fon fyftême, il n'en auroit fûrement pas été jaloux; il fe feroit cru au comble de la gloire.

L'opinion de Pereyra, devenue à la mode par l'approbation de Defcartes, fut une des caufes de la révolution que fit ce philofophe dans la médecine comme dans la phifique. Il fut lui-même curieux d'effayer fes forces fur les matières de notre art. Il y introduifit des fyftêmes qui eurent beaucoup de fuites : il donna une explication particulière du méchanisme de la circulation récemment découverte ; il fit un homme enfin, dont il s'attacha à régler les fonctions par les loix ordinaires du mouvement.

Il est vrai qu'il distingua l'ame d'avec le corps, mieux qu'on ne l'avoit fait avant lui, mais il n'en fut pas moins la cause innocente des erreurs ridicules de quelques matérialistes, qui se flatterent de tout expliquer par les seuls agens corporels.

Ces erreurs auroient dû avoir moins de cours parmi les médecins, plus à portée que tous les autres philosophes, de connoître & de distinguer les forces corporelles & l'action de l'ame ; c'est ce qui arriva en effet. Je dois me presser de donner la preuve de cette espèce de paradoxe.

Il s'éleva parmi les médecins une secte qui attribua tous les phénomènes du corps vivant à l'ame spirituelle & raisonnable. Sthal fut auteur de cette secte renouvellée des anciens ; il eut beaucoup de partisans, & il lui en reste encore. L'action de l'ame sur le corps,

les révolutions que cette action opére
dans les maladies ; les effets finguliers
des paffions ; tout cela bien exactement
combiné & établi par les faits que la
pratique journalière apprend aux médecins, entraine aifément dans les
opinions de Stahl.

Ces médecins animiftes me paroiffent devoir venger à jamais notre art,
de ce que le public a trop fouvent pris
à tâche de lui imputer, au fujet de
la pente au matérialifme qu'on a cru
qu'il favorifoit.

Il n'y eut jamais de philofophes qui
ayent autant eu recours à l'ame fpirituelle & raifonnable, pour expliquer la
vie & fes phénomènes, que la fecte de
médecins dont il eft queftion : ils furent très-éloignés de la manière de
penfer de Defcartes , qui à force de
vouloir prouver que les bêtes ne font
que des machines, pouvoit induire des
efprits foibles à raifonner fur les fonctions de l'homme comme Defcartes
raifonnoit fur celle des animaux : ce ne
fut jamais l'intention de ce grand homme ; il faut en convenir ; mais fon

fyftême pût donner lieu à tomber dans cette erreur.

Or ce fyftême appartenoit à Pereyra, qui vraifemblablement auroit eu de l'éloignement pour celui des animiftes, dont, pour le dire en paffant, les inconvéniens ne font pas médiocres au fujet des bêtes : ne faut-il pas, en effet, fuivant les principes de Stahl, leur donner une ame fpirituelle non moins occupée & à peu près auffi inftruite que la nôtre ? & les plantes, n'ont-elles pas auffi befoin d'une ame fpirituelle ? ces queftions ont été fort débattues à Montpellier ou le Stahllianifme a encore des partifans.

Cette école fe diftingua toujours par la liberté qu'elle laiffe à fes membres, au fujet de toutes les difputes qui s'élevent en médecine. Elle fouffre des difcuffions fort éloignées des principes ufuels & journalliers. C'eft de cette liberté de penfer que font nées, il y a quelque tems, bien des differtations au fujet de l'opinion de Stahl, ou celle des anciens, fur l'action de l'ame.

On y eft parvenu peu à peu à l'établiffement d'une opinion mixte, également

ment éloignée des excès de Stahl & de ceux qui avoient penſé que les corps vivans ſe conduiſoient par les loix ordinaires du mouvement. On y a ſoutenu & pluſieurs des membres de la faculté y ſoutiennent encore, que le corps animal contient un principe de vie & d'action dépendant de ſon eſſence.

Cette vie & cette action ne ſont, à proprement parler, que la vertu de ſentir propre aux organes ou aux nerfs des animaux; les nerfs ſont les principes de tout mouvement & d'une ſorte de ſentiment néceſſaire à toutes les actions de la vie.

l'Ame ſpirituelle, jointe au corps vivant, a ſes fonctions particulières; elle agit ſur le corps, & elle en reçoit des modifications; mais la vie corporelle eſt dûe à l'être animal ou vivant, être diſtinct par ſa nature ou par ſes diſpoſitions eſſentielles de tous les autres corps, être duquel les bêtes approchent beaucoup plus que les plantes, qui jouiſſent pourtant d'une nuance ou d'une portion de vie corporelle.

Les ſavans ont reçu avec empreſſe-

ment les expériences & les réflexions
d'un médecin philosophe des plus
distingués de ce siécle ; Haller : il a
pris l'irritabilité des parties du corps
vivant pour un principe général, &
il l'a mis à la place de la sensibilité,
qui avoit de même été regardée comme un principe général dans l'école
de Montpellier, avant qu'il fut question de l'irritabilité considérée sous ce
point de vue.

Or la sensibilité paroît plus aisée
à comprendre que l'irritabilité, & elle
peut très-bien servir de baze à l'explication de tous les phénomènes de
la vie, soit dans l'état de santé, soit
dans l'état de la maladie. Au reste,
ces deux opinions se ressemblent beaucoup, & elles ont eu de grands partisans en Angleterre.

Telle est donc la façon de considérer le corps vivant, de la part de
ceux qui parmi les modernes, ont
porté leurs spéculations au-delà de la
médecine pratique & des systêmes re-
çus dans les écoles du commencement du siécle. Tel est l'effort que
prend la médecine philosophique dans

ce qui concerne les fonctions purement
matérielles du corps. Les médecins
anciens n'ont pas fait de moindres efforts pour déveloper la caufe & les
phénomènes de la vie & de fes fonctions.

Cette opinion fur les élémens du
corps vivant fenfibles par leur effence ,
& qui ne ceffent d'être les principes
de la vie jufqu'à ce qu'ils ayent perdu par la pourriture ou autrement la
difpofition qui les caractérife, ou qui
les conferve dans leur état d'être vivant,
cette opinion , dis-je , fe joint fort aifément à celle dont il a été queftion
au Chapitre III.

Il y eft parlé d'une claffe d'obferva-
teurs qui ramenent tous les mouvemens
du corps au dévelopement de l'action
des nerfs ; fuivant eux , cette action a
deux fources principales , la tête & la
région moyenne du corps attenant
le cœur , l'eftomac , le diaphragme &
les entrailles.

Ces deux fources femblent être dans
un contrebalancement perpétuel , & ce
contrebalancement entretient les fonctions , d'autant que ces dernières ne

font, pour ainſi dire, que des traiꞏnées ou des dévelopemens de l'action qui ſe répand à la faveur des nerfs, depuis les deux centres d'action juſqu'aux extrémités,

Mais comme l'eſſence de la vie du corps animal conſiſte dans une ſorte de mouvement & de ſentiment, ou bien dans une diſpoſition à ces deux modifications, il eſt néceſſaire que chaque fonction de la vie ; ſoit mêlée de mouvement & de ſentiment : c'eſt en effet ce que l'expérience démontre ; il y a des fonctions dans leſquelles le ſentiment domine & alors l'ame, unie au corps vivant, tient, par ſon action ſur le corps, le premier rang dans ces fonctions, d'autres au contraire ſemblent ne dépendre que de la ſenſibilité purement vitale, ſans que l'ame paroiſſe y entrer pour quelque choſe.

Il en eſt de même des fonctions caractériſées par ce mouvement ; dans les unes il eſt très-ſenſible & l'ame le dirige ; dans les autres, il eſt ſenſible auſſi, mais il ſemble indépendant de l'ame ; il en eſt dans leſquelles le mouvement paroît à peine ſenſible. Cette

viciſſitude de mouvemens évidens, de
ſenſations évidentes, de mouvemens
obſcurs & de ſenſations obſcures fait
la chaine des fonctions de la vie, &
en entretient l'uſage & la durée.

Le regne du ſentiment ou de la
ſenſibilité eſt des plus étendu ; le ſentiment revient dans toutes les fonctions ; il les dirige toutes. Il domine
ſur les maladies ; il conduit l'action
des remédes ; il devient quelque fois
tellement dépendant de l'ame, que ſes
paſſions prennent le deſſus ſur tous les
changemens du corps ; il varie & ſe
modifie différemment dans preſque toutes les parties.

Il regne principalement ſur l'eſtomac,
dont les fonctions dépendent d'un
fond de ſenſibilité trop méconnue par
tous les faiſeurs de phiſiologie ordinaire, ils n'ont conſidéré ce viſcère
que comme un réſervoir preſque paſ-
ſif, ou tout au plus un peu mobile ;
au lieu qu'il eſt doué de beaucoup
de ſenſibilité dont les divers dégrés
(ou les divers gouts) ſe manifeſtent
à chaque inſtant, & entretiennent ou

bouleverfent la marche & l'accord de toute l'œconomie animale.

Ainfi l'eftomac ou fes appartenances qui font un centre principal pour les mouvemens du corps, le font de même pour tous fes divers dégrés de fentimens. Telle eft la matière & l'étendue des fpéculations des médecins philofophes les plus modernes, eu égard aux principes de la vie & à l'organifme de fes fonctions, fi on peut s'exprimer ainfi.

La Chimie a de grands droits fur l'explication des fonctions animales; ces droits furent peu connus à Montpellier jufqu'à ces derniers tems. On y a oui définir la chimie,, un amas de ,, cornues, de poëlons, de fourneaux, au ,, moyen defquels on analife les corps". Cette fingulière définition ne paroîtra fûrement plus à Montpellier, où les beaux germes fémés dans l'Encyclopédie fe dévelopent journellement.

La Chimie a été mieux cultivée à Paris depuis que la doctrine chimique de Stahl y eft publiquement expliquée par des hommes qui font
honneur

honneur à la médecine de ce siécle
& qui font les vrais difciples d'un fi
grand maître. Mais cette chimie épu-
réc eft trop jeune encore pour qu'elle
ait pû faire des progrès, que le tems
& les talens diftingués de ceux qui
cultivent cette partie, ameneront fans
doute.

Il faut avant tout achever de détruire
les reftes d'une prétendue chimie où
plûtôt d'un méchant baragouin qui
avoit inondé tous les ouvrages &
corrompu bien des têtes. On ne
peut que gémir en fongeant aux peines
perdues par un grand nombre d'ou-
vriers aveugles & qui travailloient fans
aucun objet : ils n'avoient pas même
les premières notions des termes de
l'art ; ils fe difoient difciples de Pa-
racelfe qu'ils n'entendoient point ; ils
perdirent les écoles de médecine, & re-
buterent tous les efprits fages & fenfés
qui s'en prirent à la chimie des égaremens qui ne dépendoient que de
l'ignorance des prétendus chimiftes.

Ils firent préfque regretter l'empire
du galénifme, qui n'étoit auffi qu'une
forte de jargon qu'on s'étoit fait, & dans

lequel au moins les médecins s'entendoient ; aulieu qu'ils se sont égarés pendant plus d'un siécle en courant après une chimie fausse & batarde.

Celle de notre siécle est trop sage pour confondre son objet dans l'étude du corps vivant ; elle y distinguera ce qui lui appartient d'avec ce qui regarde l'organisme , l'action des nerfs , celle des passions, celle de la sensibilité inhérente dans toutes les parties.

Elle chassera mille questions oiseuses, qui amuserent trop nos pères sur l'acide , l'alkali & ces acrimonies supposées : ces êtres la plûpart imaginaires n'approchent point des principes vraiement chimiques du corps vivant ; ils n'en sont pas les élémens nécessaires ou utiles ou même possibles à manier.

Au reste , l'organisme moderne laisse bien loin de lui les copistes & les commentateurs des Hecquet, Baglivi, & autres de cette espèce , qui ont tant parlé de ressorts , d'élasticité , de battemens, de fribilles. Ces phisiciens légers furent aussi éloignés des vrais principes d'observation qui con-

duisent dans les détours des fonctions
de l'œconomie animale , que des enfans
qui jouent avec des morceaux , de
cartes, pour bâtir de petits chateaux,
font éloignés des belles régles d'Archi-
tecture.

Qu'on nous fasse donc grace, une
fois pour toutes, de ces ressorts , de ces
léviers, de ces pelotons de vaisseaux,
de ces fibrilles, de ces pressions,
comme de ces globules, de ces épais-
sissemens, de ces pointes , de ces
limphes, de ces marteaux , & tant
d'autres petits meubles des atéliers
méchaniques dont le corps vivant a
été rempli, & qui furent, pour ainsi
dire, les joujoux de nos pères.

§ I I I.

Vanhelmont : Hippocrate copié par Aristote : Académie de médecine : le savant historien du cabinet du Roi : le siége de l'ame, systême de Willis détruit à Montpellier : le systême de l'organisme.

IL n'est pas possible de pénétrer un peu avant dans l'étude de la Phisique du corps vivant sans rencontrer les traces de Vanhelmont, & sans être étonné de l'étendue des routes qu'il s'est ouvertes. Cet homme moins éloigné de nous, & moins incompréhensible que Paracelse, n'en fut pas pour cela moins extraordinaire. Il vécut, je dirois presque, il regna dans le seizième siécle.

Emporté par son enthousiasme, piqué des lenteurs & des vaines promesses de la médecine galénique dont il éprouva l'impuissance fur lui-même, aiguilloné par le fentiment de fupério-rité que fon génie lui donnoit fur tous les autres médecins, il jura la perte du galénifme & il acheva de réduire en pouffière le monftre abattu par Para-celfe.

Il mit au jour une nouvelle méde-cine ; il réduifit en fyftême, les notions éparfes de quelques chimiftes : renfer-mé dans fon cabinet il donna des loix à l'Europe ; inconnu à fes plus proches voifins dans la ville qu'il habitoit, il faifoit trembler les vieux Profeffeurs de toutes les facultés, qui le maudiffoient en mordant le frein qu'il leur don-noit : il en forma un nombre infini qui cultiverent le nouveau champ qu'il défricha

Ses bouillantes forties contre l'école, fes analifes des fyftêmes de Galien & des Arabes, fes obfervations fur les liaifons des parties, fes archées ou fes êtres particuliers qu'il établit pour fur-veillans de chaque organe, fon maître archée qu'il plaça dans l'eftomac, pour de-là régir tout le corps, ou pour diri-ger les mouvemens de la fanté & ceux

des maladies ; toutes ces aperçues & tant
d'autres de la même espèce , font autant de preuves de fon génie créateur
ou vrayement obfervateur.

Il eft certain que le Stahllianifme dût
fa naiffance à Vanhelmont ; on ne peut
nier que ceux qui font de chaque partie du corps un organe ou une efpèce
d'être ou d'animal qui a fes mouvemens, fon action, fon département,
fes goûts, & fa fenfibilité particulière
n'ayent puifé dans la même fource que
les Stahliens : Vanhelmont s'eft mieux
expliqué fur tous ces points que les
anciens, quoiqu'ils euffent regardé la
matrice comme un véritable animal ;
ce qu'il étoit aifé d'appliquer à tous
les autres vifcères.

Ceux qui penfent que l'eftomac , le
diaphragme & les autres parties de
cette région influent d'une manière
particulière fur toutes les fonctions de
l'œconomie animale , doivent aū moins
à Vanhelmont d'avoir apperçu mieux
que tous fes prédéceffeurs les faits ou
les obfervations qui démontrent cette
influence , & qui lui avoient fait ima-

giner son archée résident à la partie su-
périeure de l'estomac.

Ceux qui sont pénétrés comme on
doit l'être, des effets singuliers que
l'ame fait sur le corps, tant dans l'état
de santé que dans celui de maladie ;
ceux à qui la pratique de la médecine
& l'étude de l'homme apprennent que
le Phisique est essentiellement lié au moral dans la plûpart des fonctions de
la vie ; ces médecins philosophes peuvent mettre Vanhelmont à leur tête, &
espérer qu'en suivant le fil de ses opinions ils parviendront à établir, sur
l'œconomie animale, un systême beaucoup plus raisonnable que tous ceux
qu'on a publiés jusqu'à présent.

C'est un hommage qu'on doit à
Vanhelmont dont les disciples se font
malheureusement perdus dans mille
détails inutiles en abandonnant les
principes lumineux de leur maître : ils
ont eu peine à lier avec le dogme de
la circulation du sang, beaucoup de vérités qui n'étoient pas incompatibles
avec cette découverte bien entendue.

Ils essayerent de concilier Galien avec
Vanhelmont ; en quoi ils ne firent

point des travaux entièrement inutiles. Sennert un de ces laborieux savans, comme il y en a eu dans toutes les sciences, ne réussit pas mal sur ce point important.

On ne sait pour quelle raison Aristote fit beaucoup d'usage de différens dogmes d'Hippocrate sans rendre à ce père de la médecine les marques de reconnoissance qu'il lui devoit. Les médecins se sont avec raison crus en droit de relever cette petite faute d'Aristote ; mais elle n'a que trop été imitée par beaucoup de philosophes, qui se sont abondament pourvus de connoissances, dans les ouvrages des médecins.

Ces ouvrages seront en effet à jamais le véritable repertoire d'idées, d'observations, de faits particuliers touchant la Phisique, surtout celle du corps humain, celle des animaux & celle des plantes. Ces deux regnes furent de tout tems du domaine de la médecine ; & elle a singulièrement étendu ses droits sur le regne minéral.

Nous fumes pendant plusieurs siécles & dans la plûpart des états, les seuls phisiciens ; personne ne l'ignore. Nos ancêtres portoient le nom de phisiciens que les médecins anglois portent encore aujourd'hui. La plûpart des classes des Académies modernes ont été formées des débris de la médecine. Si nos facultés dans leur établissement négligerent un peu la Phisique expérimentale ; si elles furent obligées de payer le tribut aux enfantillages & aux folies de la Dialectique, il est certain qu'elles contenoient le germe de la vraye Phisique, qu'elles ont précieusement conservé dans leur sein.

La volonté du Roi eut aisément fait éclore ces germes dans nos facultés de France. Il eut été le maître d'ordonner qu'on y suivit la manière académique, c'est-à-dire, qu'on y traitât les différentes questions en françois, par une suite d'observations d'expériences, de démonstrations claires & à la portée de tout le monde, au lieu de l'ancienne façon scholastique, qui est de proposer un probleme en latin, & de disputer ensuite ou d'argumenter suivant les régles de l'art sillogistique dans des assemblées où l'on soutient le lendemain le contraire de ce qui s'est soutenu la veille.

Le Roi a bien voulu laisser vivre encore dans son Royaume nos vieux usages, qui outre le mérite de l'ancieneté, en ont plusieurs autres, sans doute. Mais l'exemple des Académies Royales nous est très-utile : chaque jour voit naître quelque petite réforme parmi nous. L'école de Montpellier a adopté en partie la manière académique. On y fait des expériences ; on y calcule ; on y fait le détail des observations ; on y dispute moins qu'on y raisonne ; on y procéde enfin à la façon des historiens, qui est assez convenable à la médecine.

Il sera bientôt aussi inutile que singulier de dire que „ le plan d'une „ Académie de médecine que Chirac „ vouloit faire établir à Paris exécuté „ hors de la faculté, auroit excité parmi „ les médecins des divisions préjudicia- „ bles au public". La faculté se pliera tout naturellement à ce plan.

Le journal de Médecine forme déjà dans la capitale du royaume une manière de point de réunion pour tous

les médecins françois. Le jardin royal
& le collége royal ont rendu les plus
grands services à la médecine ; quoique le plan de ces établiſſemens qui
honorent la France, ayent été exécutés
hors de la faculté.

Eh ! quel pourroit être, dans le ſiécle où nous vivons, le médecin qui
oſeroit penſer, que le plan d'une Académie de médecine pourroit exciter des
diviſions préjudiciables au public ; eſt-
ce que les Magiſtrats qui veillent ſans
ceſſe au maintien des loix, ne pourroient
pas préſerver les ſujets du Roi des
ſuites de nos diviſions ?

Le plan de l'Académie projetté par
Chirac, fut-il exécuté hors de la faculté il trouveroit autant d'approbateurs que
le Journal de Médecine, qui eſt pour
ainſi dire une partie de cette Académie,
de même que le jardin & le collége
royal.

Je ſuis aſſuré que la faculté de
Paris & celle de Montpellier applau-
diroient à l'exécution entière de ce
plan ou d'un autre ſemblable, ſoit
que le **Roi** jugeât à propos de l'éta-

blir dans leur sein, soit qu'il en or-
donnât autrement.

Réunissons donc nos vœux pour
qu'on nous donne tous les moyens
possibles de nous instruire & d'être utiles à notre patrie. Soyons plûtôt hommes, médecins & françois que membres de nos facultés. Profitons des leçons que nous donnent ces deux corps
respectables qui ne veulent à tous égards
que l'avancement de l'art & de toutes
ses parties, & qui sacrifieroient même
leur existence, si le Roi & ses sujets
pouvoient en être mieux servis.

Il n'est pas à craindre que le savant
auteur de l'histoire naturelle du cabinet
du Roi mette, comme Aristote, les
médecins dans le cas de se plaindre
qu'on les a copiés sans les citer. Les
idées d'Hippocrate, & celles de tous
les Anatomistes qui se sont occupés
de la question difficile de la génération,
sont mises dans les plus beaux jours par
l'auteur dont il est question, il y en
a beaucoup mis du sien; ses réflexions
& ses spéculations font la plus grande
partie de son ouvrage; mais les divers sentimens des médecins s'y trou-

vent à leur place , comme il convient.

L'opinion de Vanhelmont fur le fiége du grand archée réfidant dans l'eftomac , & préfentée par des médecins à Paris , à Montpellier & ailleurs d'une manière plus intelligible , plus phifique , & plus dans le goût de la Philofophie moderne ; cette opinion capitale fur l'œconomie animale , eft une de celles qui paroît avoir été le plus du goût de l'auteur de l'hiftoire naturelle.

Il faut efpérer qu'il l'étendra dans les fuites , qu'il l'appuyera d'un grand nombre d'expériences , & qu'ayant parcouru les divers ouvrages des médecins fur cette matière , il en tirera de quoi former un fyftême général fur l'action de la fiftule inteftinale & fur le méchanifme de cet organe fingulier fitué vers la région de l'eftomac.

Cet organe paroît être un centre ou un réfervoir d'action , qui dans toutes les fonctions corporelles & même dans le matériel de beaucoup de fonctions effentiellement dépendantes de l'ame , s'étend de ce centre dans toutes

les parties du corps, ou bien s'y raſ-
ſemble ou s'y concentre, y fait enfin
des impreſſions étonnantes dont les médecins trouvent journellement des exemples dans la pratique.

Voilà ſans doute un des problemes
des plus curieux qu'on puiſſe propoſer
ſur l'œconomie animale ; il eſt digne
des lumières & des vues étendues du
phiſicien célébre auquel il étoit réſervé
de mettre ces matières abſtraites &
juſqu'ici connues ſeulement des médecins, à la portée de tout le monde.

Il ne falloit pas moins que l'élégance
& la richeſſe de ſon ſtile pour réveiller à
cet égard l'attention des lecteurs de ce
ſiécle : ils ſont trop peu accoutumés à
recourir aux ſources; ils ſont obligés de
s'en tenir à des copies, ne pouvant conſulter les originaux dans leſquels les vérités les plus brillantes ſont embarraſſées
de diſcuſſions inutiles : & ſouvent ren-
dues avec trop peu de goût.

Mais il ne faut pas penſer que toutes ces queſtions qui ſont au moins fort
amuſantes euſſent entièrement échappé
à la ſcrupuleuſe ſagacité des médecins

& des philofophes anciens: on retrouve dans Hippocrate & dans Galien des reftes de la manière de penfer de plufieurs grands hommes; qui avoient prétendu que l'ame étoit logée & exerçoit fes principales fonctions vers le cœur & l'eftomac ; la membrane ou plûtôt le mufcle qui les fépare , fans les empêcher cependant d'agir l'un contre l'autre , ce mufcle important dans la plûpart des animaux , mais furtout dans l'homme , & connu fous le nom de diaphragme , avoit déjà joué un rôle qui lui a été redonné de nos jours.

Les obfervations des philofophes qui fe font étudiés eux-mêmes, & qui ainfi que Montagne l'a fait pour le moral , ont peint dans le Phifique les révolutions qu'ils éprouvoient fur leur propre corps ; ces obfervations que bien des médecins ont ébauchées & qu'il eft ridicule qu'ils n'ayent point fuivies comme elle pouvoient l'être , fe préfentent fi naturellement, qu'il eft impoffible de les méconnoître. Nos femmes nerveufes & fenfibles, attentives à tout ce qui fe paffe en elles, font tous les

jours là-deſſus les remarques les plus fi-
nes.

Il n'en eſt point qui ne prouvât qu'un
des ſiéges des paſſions & des forces
néceſſaires même aux efforts corporels,
eſt vers le creux de l'eſtomac & vers
le cœur, elles expliqueroient mieux que
ce philoſophe ancien, qui pour prouver la même choſe, diſoit qu'en pronon-
çant le mot moi, ou je, ou *ego*, il falloit
baiſſer le menton, c'eſt-à-dire indiquer
par ce mouvement de la machoire le
point central de ſon individu ou du
ſiége de l'ame.

Quoiqu'il en ſoit cette opinion n'eut
jamais de ſi grand antagoniſte que Deſ-
cartes; ce n'eſt pas qu'il la combattit,
comme des médecins l'avoient combattue
avant lui; mais il trouva bon de loger l'ame dans la glande pinéale qui eſt
une partie du cerveau; dès lors cette
glande & ſes appartenances devinrent
l'objet de la curioſité & des réflexions
de tous les philoſophes & des médecins qu'ils entrainoient avec eux.

On ne s'occupa que du cerveau,
qu'Ariſtote regardoit comme une maſ-
ſe froide & peu utile: on traça dans

ce corps pulpeux & qui reſſemble à
une eſpèce de bouillie, ou d'amas de
mucoſité, les divers départemens, les
diverſes fonctions de l'ame : on logea
ces fonctions dans les cavités du cerveau, on deſſina ſes fibres, on les
compta.

Combien de tems n'ont pas perdu
les médecins Carthéſiens ! & à quoi
l'ont-ils perdu ? à réver ! il y a toute apparence que les phiſiciens rebutés
de vouloir pénétrer des choſes ſi fort
au-deſſus de leur portée, ſe reſtrain-
dront deſormais à l'obſervation des
choſes plus ſenſibles.

Montagne déſiroit avoir les portraits
de tous les âges dans leſquels il avoit
paſſé ; je voudrois des relations exactes,
des révolutions éprouvées dans toutes
les diverſes fonctions & toutes les poſi-
tions de la vie, par pluſieurs obſerva-
teurs, qui ſe fuſſent occupés de ſe
peindre eux-mêmes : ce ſeroit là les
fondemens d'une bonne hiſtoire de
l'œconomie animale !

Il y a quelques années qu'on exa-
mina à Montpellier le ſyſtème de Willis, médecin anglois du dix-ſeptième

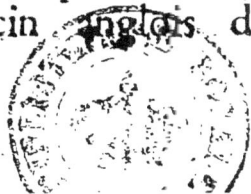

ſiécle. C'eſt le même dont un Roi
d'Angleterre diſoit que ce médecin lui
avoit fait perdre autant de ſoldats que
ſes ennemis. Il travailla beaucoup ſur
le cerveau, & il ſuivit la manière ordinaire des médecins Carthéſiens, qui
étoit de laiſſer aller leur imagination
après la recherche des cauſes inconnues,
& de prendre pour des faits ſur leſquels
on pouvoit compter, ce qui leur paroiſſoit le plus vraiſemblable ; logique
dangereuſe pour des médecins & plus
encore pour leurs malades.

Willis ſépara le cerveau en deux
grands départemens qu'il attribua chacun à l'une des deux parties de cet organe. L'une de ces parties forme le
grand cerveau & l'autre le petit, connu ſous le nom de cervelet. Willis prétendoit que le grand cerveau étoit le
ſiége des fonctions animales & le cervelet celui des fonctions vitales, c'eſt-à-dire celui de la reſpiration, du mouvement
du cœur & quelques fonctions qui
en dépendent.

Le cervelet, ſuivant Willlis, étant
beaucoup plus dur que le cerveau, ſes
fibres ou ſes petits tuyaux ſont moins
ſujets à l'affaiſſement, & voilà pourquoi

il faut des caufes confidérables pour
déranger & pour abolir les fonctions
du cervelet ; le cerveau au contraire
étant beaucoup plus mol, fes vaiffeaux
s'engorgent aifément & étant engorgés
compriment les nerfs : de-là vient que
le cerveau fatigué par la veille & par
les exercices de la journée, fes fonctions fe font difficillement vers la nuit,
ce qui occafionne le fommeil : de-là, la
théorie des maladies foporeufes ou
d'affaiffement, les paralifies & autres
accidens qui ne font dûs qu'à la com-
preffion du cerveau, tandis que le
cervelet réfifte par fa dureté aux caufes
capables d'affaiffer le cerveau.

Mais on établit à Montpellier, par
toute forte d'épreuves, que le cervelet
eft plus mol que le cerveau, par conféquent l'opinion de Willis ne fauroit
fubfifter, joint à ce que les anatomiftes
connoiffent des nerfs qui femblent venir
du cervelet & qui fervent aux fonctions
animales.

Cependant le fyftême de Willis fe
reproduit encore tous les jours, foit
dans les livres & dans les écoles, foit
au lit des malades ; c'eft fur ce dog-

me qu'est fondée la théorie des maladies de la tête, & ce qui est bien
pis encore, ces maladies sont traitées
en conséquence. Voilà un exemple du
danger du dogme : on s'y attache, pour
ainsi dire, par habitude, & on ne peut
plus s'en détacher.

Tout ce que nous savons du cerveau se réduit à bien peu de chose ; il
est certain que son prolongement connu sous le nom de moele alongée, étant
blessé sur un animal vivant, l'animal
meurt tout d'un coup ; c'est ainsi qu'on
terrasse un bœuf en lui plongeant un
stilet entre la première vertebre du col
& l'os de la tête.

D'où il suit que cette moele alongée,
qui s'étend ensuite dans toute la lon-
geur de l'epine du dos, est la principale tige de la fibre nerveuse ou animale ; celle qui forme essentiellement
l'animal & qui est le vrai siége de
l'ame. Le cerveau semble être le bul-
be ou la racine de cette tige dont les
branches se répandent dans toutes les
parties.

Ainsi l'animal proprement dit se
réduit à cette espèce d'organe niché

dans la tête, dans les creux des verte-
bres, & qui se prolonge jusqu'aux extrémités, à travers le tissu pulpeux de
toutes les parties, connu des anciens
sous le nom de Parenchime, & qui a
fait du bruit parmi nous sous le nom
de tissu cellulaire ou muqueux. Chacun
des prolongemens de l'organe nerveux
a sa fonction particulière, ou domine
sur quelque partie.

C'est sous ce point de vue général
qu'il semble qu'on doive suivre les
fonctions de la vie, qui se tiennent les
unes aux autres d'une manière admirable,
& qui dépendent toutes de l'influence
ou de l'action de la fibre animale ou
sensible diversement repliée, contour-
née, apuyée, excitée dans les diverses
parties.

Si elle a, pour ainsi dire, un point
d'apui considérable dans la tête ; si
elle y est continuellement réveillée par
les effets des fonctions de l'ame & par
ceux des corps qui se présentent aux
organes des sens, elle trouve des sujets d'activité dans bien d'autres parties ; dans l'estomac & ses apartenances,
sans cesse secouées par la respiration,

par les effets de la digestion, par ceux des passions & par les efforts corporels ; dans la matrice chez les femmes , & enfin dans tous les viscères dont cette même fibre animale entretient le mouvement & le sentiment, & qui sont pour elle des sources , des sensations journalières & de détail , nécessaires à l'harmonie des fonctions.

§ I V.

La Chambre, Locke médecins Philosophes : envie des médecins : Malebranche : sa prédiction sur le scorbut : Montesquieu, Huarte médecin Philosophe ; les médecins ont fourni le correctif des idées de Montesquieu.

S 'Il y eut de l'excès dans la prétention de Callimaque qui pensoit qu'il faut être médecin pour bien écrire l'histoire générale des nations ; il est au moins certain que la mé-

decine a des droits très-légitimes fur
la connoiſſance des paſſions des hommes & ſur celle de leurs mœurs qui
tiennent plus ou moins de leurs paſſions
naturelles ou de leurs différens tempéramens.

Pluſieurs médecins ont écrit l'hiſtoire des paſſions & celle des maladies
de l'ame. Il n'en eſt point qui ſe ſoit
autant diſtingué en cette partie que La
Chambre, médecin ordinaire de Louis
XIII, retenu à Paris par le Chancelier
Seguier, & nommé à l'Académie fran-
çoiſe encore naiſſante : il dût cette dernière marque de conſidération au Cardinal de Richelieu qui attacha le nou-
vel académicien à ſa fortune, & qui
l'employa à répondre à un ouvrage
condamné par arrêt du Parlement. Le
médecin avoit, comme on voit, beau
jeu avec un protecteur tel que le Cardinal, & en critiquant un ouvrage qui
mérite d'être proſcrit.

L'art de connoître les hommes, le ſyſtême de l'ame, ouvrage de La Chambre étoient ſans doute du goût du Cardinal, qui ſentoit l'avantage d'un médecin pour traiter ces matières d'une

manière particulière. Les caractères des passions, autre ouvrage de La Chambre plaisoit beaucoup au Chancelier Seguier, à qui il est dédié: ce traité des passions est éloquent, vif, lumineux & principallement apuyé sur des connoissances médicinales : jugeons-en par quelques lambeaux de ce que l'auteur dit de la colère.

N'oublions pas de rémarquer, que de l'aveu de Baile, La Chambre est le plus bel écrivain françois qu'ayent eu les médecins : ce jugement qui pouvoit être vrai du tems de Baile, ne l'est plus aujourd'hui. Nous avons, en notre langue, un médecin plus éloquent & plus chatié que La Chambre : le traité du cœur est beaucoup mieux écrit que les caractères des passions.

,, La colère est de toutes les passions
,, celle... qui cause de plus grands de-
,, sordres... Les loix n'ont jamais souffert
,, l'usage de la colère.... Sitôt qu'un
,, homme en est atteint... la vengeance,
,, ainsi qu'un torrent de feu, se répand
,, en toutes ses pensées, la fureur gagne
,, sa raison & son jugement... Ce ne
,, sont

„ font que plaintes, que reproches,
„ qu'injures ; ce ne font que menaces,
„ qu'imprécations, que blafphêmes....
„ Il eft incapable d'écouter aucune rai-
„ fon.

„ Après avoir fait éclater fon reffen-
„ timent par l'extravagance de fes dif-
„ cours, il tombe dans un profond
„ filence... & avec une mine haguarde
„ & farouche il fait juger par fes fré-
„ quens branlemens de tête.... & par
„ fes régards furieux, qu'il roule en
„ fon efprit le deffein de quelqu'horri-
„ ble vengeance... fes yeux font rouges
„ & enflammés... fes fourcils font tan-
„ tôt abatus, tantôt ils s'élevent & puis
„ ils fe refferrent, fon front fe ride &
„ fe ramaffe, fes narines s'ouvrent &
„ s'élargiffent, fes lévres fe groffiffent...
„ fa bouche devient aride... fon vifage
„ pâlit.

„ Les plus colères de tous les hom-
„ mes font ceux qui ont une chaleur
„ ardente, active qui rend toutes leurs
„ actions précipitées.... & qui leur ote
„ le tems & les moyens de juger vé-
„ ritablement des chofes... Toutes les
„ fonctions des fens & principalement

S

,, celles du jugement ne peuvent se faire
,, que dans une grande tranquillité d'a-
,, me".

J'aurois desiré que La Chambre se
fut appliqué à chercher les raisons de
ce qu'on dit vulgairement touchant
l'envie des médecins. Plusieurs auteurs
ont essayé de résoudre cette espèce de
problême, & n'y ont point réussi. Ce
que Bernier a laissé sur cette matière
n'est pas suffisant assurément ; il a beau
dire que ,, l'envie est le péché mignon
,, des médecins... qu'on la pare tant
,, qu'on voudra des habits & des cou-
,, leurs de l'émulation , elle ne sera
,, tout au plus que comme ces arbres
,, dont les feuilles sont verdoyantes,
,, mais dont le cœur est tout corrom-
,, pu.... que, suivant Hippocrate, l'en-
,, vie des médecins est la plus grande
,, des lachetés.... que ce vilain vice a
,, chassé Galien de Rome & de l'Italie,
,, qu'il a même fait mourir Saint Pan-
,, taléon calomnié par les médecins de
,, son tems.... que Cardan fut opposé à
,, Scaliger , Carpus à Mandinus , Vesal
,, à Silvius , Joubert à Rondelet, Fernel

,, à Fleffelles, Riolan à Pequet & ainfi
,, de tant d'autres médecins".

Ces remarques découfues & fans
fuite, ne paroiffent pas toucher au
fonds de la queftion principale, qui
feroit de prouver qu'il n'y a point d'envie pareille à celle des médecins, il faudroit examiner premièrement s'il eft vrai
que les médecins foyent plus fujets à
l'envie que les hommes des autres pro-
feffions ; & en fecond lieu fi cette efpèce de proverbe connu de tout le
monde, regarde tous les médecins en
général, c'eft-à-dire s'il eft vrai que leur
état rend ceux qui le profeffent néceffairement envieux ; ou bien fi le proverbe indique feulement que lorfqu'un
médecin fait tant que d'être envieux,
ou lorfqu'il eft pétri d'une pâte propre
à laiffer germer en lui ce vice odieux,
fa profeffion fait qu'il le devient à proportion plus qu'un autre homme, conf-
titué de même, & qui eft d'un autre
profeffion.

Bernier ne s'explique pas mieux, &
il femble même éluder la difficulté lorfqu'il dit ,, qu'il ne cherche point fi la
,, paffion de dominer naturelle à l'hom-

„ me est plus furieuse dans les méde-
„ cins que dans les autres professions,
„ étant d'un tempérament chagrin,
„ mélancolique, & qui ne peut souf-
„ frir de compagnon; ou si cela leur
„ arrive parce qu'ils croyent se dédom-
„ mager en quelque manière auprès des
„ malades du peu de considération
„ qu'on a pour eux, lorsqu'on n'en
„ a plus besoin.... mais qu'il est bien
„ assuré que la paleur, la maigreur, la
„ taciturnité, l'air réfrogné & cha-
„ grin sont des traits bien approchans
„ de ceux de l'envie, source empoison-
„ née dont il ne coule que des contra-
„ dictions de l'orgueil, des calomnies,
„ des injures, des coups fourrés".

Tous ces traits pourroient servir à
distinguer ceux qui se nourriroient d'envie & de calomnie, pature ordinaire
des ames bourelées par une ambition
trop forte pour de petits talens; mais
le problême général touchant l'envie
des médecins n'est pas résolu pour
cela : il mériteroit peut-être l'attention
de quelque médecin philosophe de
nos jours.

Quoiqu'il en soit, La Chambre fut

un des précurseurs de Locke sur l'histoire des fonctions de l'ame. On ignore communément que Locke fut médecin, qu'il fut ami de Sydenham, qu'il resta quelque tems à Montpellier, où il profita sans doute des lumières de cette école, & surtout de celle de Barbeyrac ; enfin qu'il fut à Paris un de ceux qui suivoient des leçons d'anatomie d'un médecin Hollandois.

La médecine a donc des droits sur tous les ouvrages de ce grand homme : ennemi déclaré des disputes de l'école, il les regardoit comme des sujets de querelles inutiles, & comme un prétexte frivole de faire briller son esprit, qui ne sauroit, par cette voye, parvenir à la découverte de la vérité.

Locke raisonne à la manière des médecins, principalement dans son fameux traité de l'Entendement Humain. Partout il suit la marche & le dévelopement des effets produits par les objets des sensations, dans l'intérieur des organes ; s'il a trop donné au phisique ou au matériel des sensations, s'il s'égara enfin, ou s'il ne mit pas à ses idées les bornes nécessaires, il faut passer cette faute aux efforts d'un auteur qui essaye une nouvelle carrière.

Locke n'en est pas moins admirable dans bien des endroits de son système, qu'il ne faut pas pousser trop loin. C'est aux médecins & aux philosophes à profiter de la chute de Locke ; l'écueil dans lequel il tomba, en paroissant trop étendre les qualités de la matière, doit desormais être regardé comme un terme où ne peuvent arriver nos curieuses spéculations ; il faut par conséquent les porter d'un autre côté.

Malebranche semble être tombé dans un écueil opposé à celui de Locke : il parloit pourtant beaucoup de l'influence du corps sur les fonctions de l'ame ; il fit de merveilleuses & de sublimes réflexions que lui dicta son génie perçant & relevé : je ne puis oublier qu'il semble avoir prouvé par ses efforts & ses méditations, ce qu'avoit avancé, il y a plus de seize siécles, Aretée médecin de Cappadoce.

Ce médecin croyoit avoir vû des malades dont les organes des sens acqueroient une telle finesse, qu'ils prédisoient, pour ainsi dire, l'avenir. Jamais imagination ne fut aidée par des fibres aussi déliées que celles de Malebranche ; aussi trouve t'on dans ses ouvrages une remarque singulière & très-frappante pour les médecins.

„ Une maladie, dit Malebran-
„ che, est nouvelle : elle fait des ra-
„ vages qui surprennent le monde,
„ cela imprime des traces si profon-
„ des dans le cerveau, que cette ma-
„ ladie est toujours présente à l'es-
„ prit. Si cette maladie est appellée,
„ par exemple, le scorbut, toutes
„ les maladies seront le scorbut. Le
„ scorbut est nouveau, toutes les ma-
„ ladies nouvelles seront le scorbut.
„ Le scorbut est accompagné d'une
„ douzaine de simptomes dont il y
„ en aura beaucoup de communs
„ à d'autres maladies : cela n'importe.
„ S'il arrive qu'un malade ait quel-

„ qu'un de ces fimptomes , il fera
„ malade du fcorbut , & on ne pen-
„ fera pas feulement aux autres mala-
„ dies qui ont lès mêmes fimptomes.
„ On s'attendra que tous les accidens
„ qui font arrivés à ceux qu'on a
„ vûs malades du fcorbut lui arrive-
„ ront auffi. On lui donnera les mêmes
„ médecines , & on fera furpris de ce
„ qu'elles n'ont pas le même effet
„ qu'on a vû dans les autres".

Si Aretée avoit vecu de notre tems,
n'auroit-il pas mis Malebranche au
nombre de ceux auxquels ils croyoit
avoir vû prévoir l'avenir ? Perfonne
n'ignore que tout ce que Malebranche
annonce eft précifément arrivé fous
nos yeux. Bontekoé médecin du dix-
feptième fiécle (qui avant d'être arrivé à l'âge de quarante ans , fut
plus d'une fois attaqué par des ef-
fains de mauvais fatiriques , & calomnié par des malheureux qui réuf-
firent enfin à abréger fes jours) attri-
buoit toutes les maladies au fcorbut ,
il faifoit de tous les malades autant
de fcorbutiques ; combien n'y a t'il
pas eu de petits Bontekoés , qui ont

réduit la médecine à quatre phrases, qui se trouvent dans tous les auteurs sur le scorbut, & à quatre remédes connus de tout le monde, pour le scorbut ?

Nous avons vû regner sur cette maladie un délire épidémique ; tout le monde vouloit avoir le scorbut ; on le voyoit partout ; on raisonnoit comme Malebranche l'avoit prevu, c'est-à-dire, pour employer ses ex-pressions, qu'on s'étoit formé sur la médecine „ des idées qu'on peut ap-„ peller mixtes & impures, & que „ les esprits ne jugeoient des choses „ que par rapport à eux-mêmes & à „ leurs premières pensées".

L'idée du scorbut avoit prévalu dans le public : cette idée étoit utile à ceux qui l'avoient adoptée : il leur étoit commode de suivre un plan qui leur réussissoit journellement : aujourd'hui l'on ne craint plus, le dirai-je, ou l'on n'aime plus tant le scorbut ; on voit les maladies d'une manière un peu différente ; quel dommage qu'on ait ainsi dérangé un corps de doc-trine si bien faiti !

S 5

Ceux qui s'attachent à faire l'histoire des épidémies, ou des maladies générales & populaires des divers pays, pourroient aussi parler des erreurs ou des préjugés épidémiques en médecine qui ont regné surtout dans les grandes villes. Cette dernière histoire seroit fort intéressante ; on auroit lieu de parler de celui qui imagina de faire voir dans le sang, au moyen d'un microscope, les espèces de vers singulières qui causoient toutes les maladies ; on parleroit des idées chimériques qui passerent d'une tête à l'autre, au sujet de ces vers dont chacun croyoit son sang plus ou moins fourni.

On verroit que les maladies de la tête, ou pour mieux dire, que les maladies qui sont dans l'opinion des hommes, se gagnent comme toutes les autres, & que c'est par l'usage & avec le tems, qu'on apprend enfin à connoître & à mettre à leur place, ceux qui font tous leurs efforts pour favoriser le cours de ces opinions vagues & générales, auxquelles les vrais médecins résistent toujours de toutes leurs forces.

C'est ainsi que les Stahl en Allemagne, les Willis en Angleterre, les S*** les V*** les D*** les F*** & beaucoup d'autres hommes illustres en France, ont modéré la crainte du public un sujet du scorbut, & résisté à ceux qui trouvoient leur compte à fomenter & à répandre ces craintes, par eux & par leurs émissaires.

Descartes, Locke, Malebranche, Buffon n'ont pas été les seuls philosophes qui ayent fait honneur à la médecine parmi les modernes ; on met de ce nombre le fameux Erasme, & quelques autres de cette espèce, jusqu'à Newton. Je ne crois point qu'on ait encore donné à Montesquieu le rang qu'il mérite dans cette classe : les médecins doivent pourtant l'adopter avec empressement, & personne ne peut le trouver mauvais. En voici la preuve.

On conviendra sans peine, qu'un des beaux traits de ce grand homme, est d'avoir porté un coup d'œil général sur les mœurs des nations & sur la constitution particulière des hommes dans les divers climats qu'ils habitent. C'est de cette constitution primitive

ment due aux lieux , à l'air , & à la nourriture qu'il a fait dépendre la néceffité
des loix différentes pour conduire des
êtres fi différens entre eux , & dont les
mœurs doivent néceffairement tenir à la
difpofition particulière des corps, fort
variée dans les différens climats.

Une idée auffi fimple & en même
tems auffi lumineufe eft devenue, entre les mains de Montefquieu, un principe fécond propre à réfoudre beaucoup de problêmes , & à jetter les fondemens d'un plan général de légiflation.

Je dis que cette idée appartient aux
médecins , qu'ils l'ont mieux fentie
& mieux developée que les légiflateurs,
qui ne confulterent pas la médecine ,
& qu'enfin ce que les médecins avoient
dit des maladies confidérées fous ce point
de vue étendu & pour ainfi dire uni-
verfel , s'appliquoit de foi-même aux
loix & aux mœurs des différentes nations.

Je me fonde fur l'autorité de Huarte
médecin philofophe du feizième fiécle ;
il mit au jour un ouvrage des plus curieux fur l'examen des efprits propres aux
fciences : cet ouvrage , fuivant l'auteur.

a pour objet de prouver ,, que c'eſt
,, le naturel qui rend l'homme propre
,, à une ſcience & non à une autre.....
,, qu'il y a beaucoup de différences
,, d'eſprit au genre humain... qu'il y a
,, des arts & des ſciences qui convien-
,, nent particulièrement à chacun, &
,, qu'il y a des ſignes par leſquels on
,, peut connoître ce qu'en tel cas im-
,, porte le plus".

Ce plan paroît embraſſer tout ce que
Monteſquieu a dit ſur cette matière ; il en
réſulte qu'il ,, faudroit pour que nul ne
,, faille à choiſir l'art qui lui eſt le plus
,, propre , commettre & députer hom-
,, mes ſages & ſavans pour découvrir
,, en l'âge tendre l'eſprit de chacun
,, enfant". C'eſt du moins la concluſion
à laquelle l'auteur fut conduit.

Il penſoit ſans doute que ce qu'un
père de famille ou des hommes ſages
peuvent & doivent faire pour un particulier, ceux qui ſont à la tête des em-
pires , les Rois ou les légiſlateurs doivent & peuvent le faire à l'égard des
grandes ſociétés ou des nations entières : ce qui eſt préciſément l'objet de
Monteſquieu.

Huarte appuye par tout sa doctrine
& son système des argumens qu'il a
puisé dans la médecine. ,,Quand Dieu,
,, dit-il, forma Adam & Eve, il est
,, certain qu'il leur organisa & disposa
,, très-bien le cerveau devant que les
,, remplir de savoir .... Il ne donna un
,, tel entendement à Eve qu'il avoit
,, fait à Adam..... La composition na-
,, turelle du cerveau de la femme, n'est
,, capable de beaucoup d'esprit & de
,, savoir...... Or, ajoute-t-il, de trois
,, seules qualités, chaleur, humidité &
,, siccité du cerveau, proviennent tou-
,, tes les différences des esprits de
,, l'homme..... d'où il ne suit pourtant
,, pas que l'ame raisonnable soit cor-
,, ruptible & mortelle".

Qui peut ignorer que la chaleur,
l'humidité & la siccité sont différentes
dans les différens climats, & que par
conséquent les hommes y sont, suivant le système de Huarte, mieux disposés à de certaines connoissances &
à de certaines loix, plûtôt qu'à d'autres.

Notre médecin philosophe n'oublie
pas de citer Hippocrate & Galien, &

d'intéresser ainsi tous les médecins dans la cause. Galien a prouvé, dit Huarte, „ que les mœurs de l'ame suivent le „ tempérament du corps où elle réside „ & qu'à raison de la chaleur, froi- „ deur, humidité & sécheresse de la „ région en laquelle les hommes ha- „ bitent, des viandes qu'ils mangent, „ des eaux qu'ils boivent, & de l'air „ qu'ils respirent, les uns sont ignorans „ & les autres sages, les uns vaillans & „ les autres couards, les uns cruels & les „ autres miséricordieux, les uns secrets, „ & les autres ouverts, les uns menteurs „ & les autres véritables, les uns trai- „ tres & les autres loyaux ; les uns „ inconstans & les autres arrêtés, „ les uns doubles & les autres sim- „ ples, les uns chiches & les autres „ libéraux, les uns honteux & les au- „ tres eshontés, les uns incrédules & „ les autres aisés à persuader..... Ce qui „ vient de ce que chacune Province ob- „ tient son différent & particulier tem- „ pérament".

Qu'a dit de plus Montesquieu ? le détail dans lequel il est entré est une suite nécessaire de ce qui se trouve

dans tous nos livres ; il a évidemment
fait une excursion dans nos domai-
nes. Nous sommes donc en droit de
le regarder comme un des nôtres , &
de le mettre en cette partie à côté de
Huarte & des autres médecins qui l'ont
précédé.

Je ne puis oublier que Huarte trouva des critiques même parmi les médecins : il fut accusé d'avoir trop donné au phisique ou plûtôt à la matière :
voici comme il s'explique formellement.
„ Platon tient pour chose véritable que
„ l'ame raisonnable est une substance
„ sans corps , spirituelle , non sujette à
„ corruption ni à la mort.... Cette con-
„ clusion est bien tant illustre & catho-
„ lique , que s'il l'a trouvée par la féli-
„ cité de son esprit , à juste cause est-il
„ surnommé le divin Platon. Mais ja-
„ mais toutes fois Galien ne la peut com-
„ prendre , ains toujours l'a eue pour
„ suspecte voyant radoter l'homme &
„ sortir de son sens , quand il a le cer-
„ veau trop échauffé ; au contraire le
„ voyant retourner à son bon sens en
„ lui appliquant médecines froides.....
„ Notre seule foi divine nous fait cer-

,, tains & réfolus de l'immortalité de
,, l'ame..... & l'argument de Galien ne
,, vaut rien.

C'en eft affez vraifemblablement pour
excufer Huarte fur ce point : les Efpa-
gnols chez le'quels il vivoit , ne furent
pas offufqués de fes opinions. Je ne me
charge pas de le blanchir de la fortie
peu polie qu'il fait contre les femmes :
elles favent à quoi s'en tenir fur les ac-
cufations de quelques prétendus fages.
Je dirai feulement que pour bien analifer
la portée & les qualités de leur efprit ,
quelques philofophes modernes ne s'occupent pas , ainfi que Huarte , de la
température du cerveau. Au refte , je
crois fes principes fort outrés : ils ont
befoin d'être modérés , de même que
les applications qu'en fait Montefquieu ,
& qui meneroient infailliblement trop
loin , quelqu'un qui s'y livreroit fans
referve.

Notre art fournit le correctif de ces
fyftêmes qui tendroient à détruire les
idées les plus faines & les mieux affifes,
fur la liberté de l'homme ; fi des médecins emportés par la fougue de leur
efprit , pouvoient fe laiffer conduire au

moyen des principes de Montesquieu
& de Huarte, dans les foles erreurs de
Galien, ils détruiroient, sans s'en appercevoir, les fondemens de la médecine
même. En voici la preuve.

„ Hippocrate, suivant Huarte, ra-
„ conte que les principaux d'entre les
„ Scithes étoient fort efféminés & en-
„ clins aux œuvres des femmes, qui
„ font coudre, balayer, pestrir, tistre
„ & filer..... & qu'ils étoient fâchés de
„ ce que leurs enfans étoient chétifs....
„ sur quoi Hippocrate remarque que
„ les Scihtes vont toujours à cheval, ne
„ font exercice aucun, mangent & boi-
„ vent plus que leur chaleur naturelle ne
„ peut porter..... Sachés, ajoute Hip-
„ pocrate, que le reméde aux maux
„ dont vous vous plaignés.... est d'al-
„ ler à pied, de manger peu, de boi-
„ re moins & de n'avoir pas toujours
„ vos aises, ou vous donner du bon
„ tems".

Quel précieux conseil que celui d'Hippocrate pour le siécle où nous vivons!
il n'est pas de médecin qui ne l'approu-
ve & qui ne le tienne pour une régle
infaillible de l'art : j'en conclus contre

le fystême de Huarte & de Montesquieu, qu'il est possible de corriger les dispositions naturelles & corporelles, qu'on peut se flatter de ramener le bon ordre dans les fonctions de l'œconomie animale & même de reformer l'esprit & le cœur, de détruire ou d'émousser les passions & de mettre l'ame à portée de jouir de tous ses droits sur le corps.

Huarte lui-même se flatte d'avoir „ trouvé„ comme quoi les pères doi- „ vent engendrer enfans sages & d'es- „ prit, tel que les lettres le requie- „ rent.... quelles diligences se doivent „ employer à ce que les enfans soyent „ ingenieux & sages.... quelles sont re- „ quises pour leur conserver l'esprit „ depuis qu'ils sont nés". Il est donc possible de remettre la nature dans la bonne voye, de corriger ou de mo- dérer l'influence du climat.

On peut donc se flatter de parvenir à faire gouter à tous les hommes les douceurs du bien & de la vertu ; on peut les assujettir aux bonnes mœurs & aux vérités de la religion : ou plû- tôt il est évident que quoique les di- vers climats fassent quelques impressions plus ou moins indélébiles, l'amour du bien a été tellement gravé par la nature dans le cœur des hommes, qu'il ne demande par tout qu'à prospérer ; il n'y a qu'à éclairer les hommes pour les affranchir, dans tous les points principaux, de l'influence des climats, ainsi que des effets de l'ignorance, des passions & de la mauvaise éducation.

Quelques médecins n'ont-ils pas prétendu que chaque climat est sujet à des maladies particulières, & qu'il faut par conséquent une médecine ou un traitement particulier dans chaque pays ? cependant la méthode de Galien a regné en Europe & en Asie pendant plus de douze siécles ; on avoit assujetti aux mêmes regles générales de traitement tous les habitans de differens climats : c'est ainsi qu'on peut les réduire tous aux loix générales de la vertu & de la réligion. Tout ce qu'on peut dire de plus en faveur du système de Huarte & de Montesquieu, c'est que ces loix générales doivent recevoir quelque petite modification particulière, & seulement pour quelques formes, par l'effet des climats ; mais ces variétés ne touchent point au fonds des grands principes dont tous les hommes sont en état de sentir le prix & la nécessité.

Il n'est pas, pour cela, moins vrai que les différentes parties de la terre sont sur leurs habitans des impressions marquées, qu'on peut embrasser toutes dans les classes des tempéramens ; or ces tempéramens ne dépendent que de l'empire que chaque organe prend plus ou moins sur tous les autres, à proportion des forces qu'il acquiert. Je m'explique.

La fibre nerveuse qui constitue l'animal ou l'être vivant, contient dans ses différentes branches, le germe de toutes les parties. Ainsi l'œil, le foye, l'estomac ne sont que des dévelopemens du germe que contenoit la portion de la fibre nerveuse qui préside à leur formation : tous ces organes croissent dans des proportions variées, suivant les divers climats, & suivant l'effet d'autres causes ; tantôt le foye domine sur toutes les autres parties, tantôt c'est l'estomac, tantôt les organes de la tête, tantôt ceux des forces corporelles.

Ainſi la différence des climats ſe réduit, par rapport aux hommes, à ce qu'un pays eſt plus propre que les autres pour laiſſer plus ou moins croître le foye, la rate, le cerveau, les muſcles ; ici les yeux viennent très-bien ; ailleurs c'eſt les oreilles ; ici les dens, là les cheveux. Il faut en dire autant de toutes les parties internes, même de celles qui ſont les inſtrumens les plus aſſujettis à l'ame.

Or les différentes combinaiſons qui réſultent de tous ces divers accroiſſemens, forment les différences des hommes, celles des tempéramens ou celles des climats : mais l'homme proprement dit eſt le même partout : partout il cherche ſon bien, & enſuite celui de ſes ſemblables, lorſque l'ignorance & les paſſions ne le détournent pas des voyes du bien & des devoirs de la loi naturelle & de la loi révélée ; par tout il eſt ſuſceptible de ſentir ces devoirs ; par tout la marche des maladies eſt au fonds la même ; par tout le traitement doit être le même au fonds.

§ V.

Opinion de Huarte sur les méde-
cins Juifs : leur disposition na-
turelle pour la médecine : le Roi
François I. favorable aux méde-
cins Juifs : les auteurs qu'ils ont
fourni, leurs dissentions avec les
médecins chrétiens : Joubert mé-
decin de Montpellier.

L'Ouvrage de Huarte est plein de
réflexions singulières, de vues
très-fines ; on le lit, ce me semble, trop
peu ; il mériteroit un très-ample commentaire. Ce qui s'y trouve au sujet
des médecins Juifs, me fournira matière
à quelques réflexions sur l'histoire de
cette espèce de médecins ; je veux dire les Juifs modernes ou ceux qui ont
presque jusqu'à ces derniers siécles fait
la médecine parmi les chrétiens, &
dont je n'ai rien dit jusqu'à présent.
Huarte a prétendu que les Juifs étoient

plus propres à la médecine , que les naturels d'Espagne & des autres parties de l'Europe.

,, Il n'y a que l'Egipte, suivant lui ,
,, qui engendre en ses habitans la ma-
,, nière d'imagination.... propre à la
,, médecine & qui vient.... d'un degré
,, de chaleur moins que n'a l'imagina-
,, tion par laquelle se font les vers &
,, couplets... car ceux que j'ai considé-
,, ré bons praticiens en médecine , font
,, tous un peu adonnés à l'art de ver-
,, sifier... mais leurs vers ne font mer-
,, veilleux... la médecine.... & toutes
,, les autres sciences qui appartiennent
,, à l'imagination ont été inventées en
,, Egipte , comme les mathématiques ,
,, l'astrologie l'arithmétique , perspec-
,, tive . judiciaire & autres ".

,, Or si je prouve, ajoute Huarte,
,, que le peuple d'Israel demeura plu-
,, sieurs ans en Egipte, & que sortant
,, de là il eut la nourriture propre à la
,, différence d'imagination.... convena-
,, ble à la médecine; nous aurons averé
,, notre opinion.... & nous saurons aus-
,, si par le même moyen quels esprits
,, se

„ fe doivent élire parmi nous pour la
„ médecine ”.

Le féjour du peuple d'Ifrael en Egipte eft connu de tout le monde „ da-
„ vantage, la terre par laquelle ché-
„ mina ce peuple n'étoit pas fort étran-
„ ge ni éloignée des qualités d'Egip-
„ te.... voyons après qu'il fut forti d'E-
„ gipte & mis au defert, quelles vian -
„ des il mangea, quelles eaux il but ;
„ afin que nous entendions s'il changea
„ l'efprit qu'il avoit quand il fortit de
„ fa captivité”.

„ Dieu nourrit ce peuple avec la
„ manne... qui eft la viande la plus
„ délicate que jamais homme mangea
„ ...& pourtant les Hébreux s'ennuye-
„ rent de fa délicateffe & dirent ain-
„ fi ; notre eftomac ne peut plus
„ fouffrir cet aliment tant léger ; la
„ Philofophie de cela étoit , qu'ils
„ avoient forts eftomacs entretenus
„ d'aulx , oignons & pourreaux , de
„ manière que venant à manger un
„ aliment de fi peu de réfiftance , il
„ fe convertiffoit du tout en colère
„ adufte ; à raifon de quoi ils étoient
„ merveilleufement fecs & maigres.....

„ ils buvoient des eaux très-délicates...
„ ils jouissoient d'un air subtil &
„ délicat.... qui s'offroit à eux frais ,
„ clair & sans aucune corruption....
„ qui rendoit leur esprit très-vif".

„ Etant dans la terre de promis-
„ sion avec un esprit tant subtil , ce
„ peuple eut tant de maux & ad-
„ versités.... que combien qu'il n'eut
„ tiré d'Egipte & du desert un tem-
„ pérament sec & roti , il l'eut ren-
„ du tel en cette mauvaise & triste
„ vie.... Nous avons dit autre fois cet-
„ te colère rostie être l'instrument de
„ l'industrie , astuce , cautelle & ma-
„ lice ; laquelle est accommodée aux
„ conjectures de la médecine , & par
„ le moyen d'icelle cognoit t'on la
„ maladie , la cause & le reméde
„ qu'elle peut avoir".

Huarte conclud de tous ces raisonnemens que les Juifs avoient des
dispositions particulières pour la médecine : il convient „ qu'il est bien
„ vrai que les Juifs ne sont mainte-
„ nant si aigus & subtils qu'ils étoient
„ il y a mille ans.... mais on ne
„ peut nier , ajoute-t'il , qu'ils n'en

„ tiennent toujours & faut confeſſer
„ qu'ils n'ont perdu entièrement cette
„ naturelle habileté".

Il fonde principalement ſon opinion ſur un fait qui mérite d'être
rapporté , & qui intéreſſe l'hiſtoire
de la médecine; „ étant , dit-il , le
„ très-chrétien & magnanime François
„ de Valois Roi de France moleſté
„ d'une longue maladie , & voyant
„ que les médecins de ſa maiſon &
„ cour ne lui donnoient reméde , tou-
„ tes les fois que la chaleur lui croiſ-
„ ſoit , il diſoit n'être poſſible que
„ les médecins chrétiens le ſeuſſent
„ guérir.... Par quoi étant faché de ſe
„ voir toujours en chaleur , il dépê-
„ cha une fois un courrier en Eſpagne
„ par devers l'Empereur Charles-Quint,
„ pour le prier de lui envoyer un
„ médecin Juif le meilleur qu'il eut
„ en ſa cour.... L'Empereur fit cher-
„ cher un tel médecin , juſques hors
„ le Royaume , & ne pouvant le trou-
„ ver , il envoya un médecin nouveau
„ chrétien.... Mais quand le médecin
„ fut en France devant le Roi , ſe

„ paſſa entre eux un devis fort gracieux".

„ Le Roi lui demanda par maniè-
„ re de devis s'il n'étoit point las
„ d'attendre le Meſſie promis par la
„ la loi. Sire, répondit le médecin,
„ je n'attends pas le Meſſie promis en
„ la loi judaïque ; & vous ſage en ce-
„ la répondit le Roi.... Nous autres
„ chrétiens : répondit le médecin,
„ ſavons que les ſignes notés en la
„ ſainte Ecriture ſont accomplis.... Vous
„ êtes donc chrétien dit le Roi, oui Sire,
„ répondit le médecin... puiſqu'ainſi eſt,
„ dit le Roi, retournés à la bonne heure
„ en votre pays, car j'ai en ma cour de
„ grands médecins chrétiens, j'en vou-
„ drois avoir de Juifs, leſquels, à mon avis,
„ ſont ceux qui ont une naturelle habi-
„ leté de guérir & de pratiquer ; par
„ quoi il le renvoya ſans lui vouloir
„ bailler le pouls, ſans lui faire montrer
„ ſon urine. Et ſoudain il envoya à
„ Conſtantinople pour faire venir un
„ Juif lequel le guérit avec du lait
„ d'âneſſe".

Je ne ſais point ſi les médecins
de la cour de François I ont parlé de
ce fait. Il ſeroit bon d'avoir des preu-

ves de la conduite qu'ils tinrent vis-
à-vis du Juif venu de Conftantinople,
& du médecin venu d'Efpagne.

Je n'ai point vu d'ouvrage ni de petite brochure de leur tems qui ait rendu compte de leur mauvaife humeur ;
je crois qu'il eft plus naturel de penfer qu'ils ne fe réunirent point pour
déchirer ces deux nouveaux venus, qui
après tout exerçoient la même profeffion qu'eux, & qu'il falloit par
conféquent ménager & traiter avec
générofité.

De Bourges, Miron, Cop & les autres médecins de la cour de François
I ont laiffé après eux une réputation
trop bien établie, pour qu'on puiffe
penfer qu'ils ayent fait contre des médecins étrangers rien de deshonnête,
aucune ligue, aucune critique amère,
aucune differtation fatirique, aucun
ouvrage de parti; ils étoient trop fages pour fe répandre en injures grof-
fières, & pour s'apéfantir fur des réflexions débordées & exondantes, que
tout le monde auroit pris pour des
fimptomes d'un violent accès de fureur ou de jaloufie, qui auroient en

même tems fait à leur mémoire une
tache indélébile, & qui les auroient
rangés dans la classe des zoïles dont
on ne lit plus les libelles passionnés &
quelque fois lourdement badins.

Quels que soyent les fondemens du
fait rapporté par Huarte, ce fait indique sans doute qu'on conservoit encore de son tems la mémoire de plusieurs médecins Juifs. Notre histoire
parle d'un Masarignia médecin Juif du
septième siécle, de plusieurs Isaac,
d'un Rabi Juda, d'un Samuel qui
de Juif se fit Mahométan vers le douzième siécle, d'un Yusif à peu près du
même tems, & qui forma avec un de
ses amis le singulier projet de venir
après sa mort, lui donner des nouvelles de l'autre monde; d'un Moyse qui
fut un des plus grands hommes du
douzième siécle; d'un Jacques, d'un David, d'Amatus & de Zacutus Juifs modernes du Portugal qui ont laissé d'excellens ouvrages de médecine.

„ On sait par le testament d'Isaac
„ médecin Juif de Carcassonne du qua-
„ trième Août 1305, que ces peu-
„ ples étoient alors en usage de posse-

„ féder des immeubles (& de faire
„ la médecine) dans la Province. Ifaac
„ y fait héritier Vital médecin fon fils,
„ & fait des legs à Aftruc & aux en-
„ fans d'Aftruc médecin fon autre
„ fils".

Il refte encore d'autres preuves de
l'ufage dans lequel étoient les Juifs de
faire la médecine pendant ces fiécles
où finiffoit l'empire des Arabes en médecine, & où commençoit celui de
nos facultés. Des Conciles tenus à
Beziers & à Touloufe pendant le treizième fiécle, & à Avignon pendant le
quatorzième „ excommunient les chré-
„ tiens qui auroient recours aux Juifs
„ pour le traitement de leurs mala-
„ dies.

On croira aifément que les fuppots des Univerfités de Montpellier &
de Touloufe ne contribuerent pas peu
à exciter la vigilance des Pères des Conciles. Ces fuppots étoient alots eccléfiaftiques, & ils avoient leurs places
dans les Conciles. Ils s'y prenoient de
toutes les façons poffibles pour enlever la médecine aux Juifs. L'excom-
munication lancée contre ceux qui les

appelleroient, prouve combien la chose paroiſſoit importante, & en même
tems combien les fidèles avoient du
penchant à s'adreſſer aux Juifs.

Il y a donc toute apparence que
ces ſiécles reculés furent témoins de
beaucoup de diſputes entre les Juifs
& les Chrétiens au ſujet de la médecine ; d'autres Conciles l'avoient inter-
dite aux Moines cloitrés ; ce qui ſe faiſoit ſans doute dans l'intention de la
confier entièrement aux ſuppots des
Univerſités encore dans leur berceau,
& qui ne ſe livroient aux Papes qu'à
condition qu'ils en ſeroient protégés en
tout & partout.

Le zèle des médecins chrétiens de
ce tems là, étoit bien ardent ! ils firent défendre aux Juifs l'exercice de
la médecine dans un Concile de Saler-
ne, qui étoit une des métropoles de
la médecine Arabe : leurs ouvrages ſont
pleins d'injures contre les Juifs, qu'ils
mettent toujours au nombre des charlatans & des ennemis qui viennent
s'emparer de leur domaine. Un Docteur diſoit avec indignation qu'il ſuf-
fiſoit d'être Juif pour être réputé

bon médecin. Enfin on prétend qu'un des décrets de la faculté de Paris du treizième siécle, finit par ces expressions remarquables „ Nous défendons à tout „ Juif ou Juive d'exercer la médeci- „ ne en faveur d'aucune personne de „ la religion catholique".

Les Conciles avoient interdit aux fidèles tout commerce avec les Juifs & la faculté de Paris s'adressoit aux Juifs même pour leur défendre de faire la médecine. Il paroît que ces défenses étoient conçues de façon qu'on laissoit aux médecins Juifs la liberté de pratiquer la médecine en faveur des malades de leur secte ; les Conciles ne vouloient pas priver ces malades du secours de la médecine, & les suppots des facultés ne prétendoient pas se charger seuls d'avoir soin de leur santé.

La charité n'étoit pas entièrement éteinte vis-à-vis des Juifs : on trouvoit même le moyen de l'exercer à leur égard, puisque les Conciles ni la faculté ne défendoient point aux médecins chrétiens de guérir les Juifs malades : mais ces loix étoient principalement à l'avantage des médecins chrétiens ; leur principal objet fut d'abord de faire oublier les médecins arabes, & de détruire les médecins Juifs : les chrétiens n'avoient cependant pour s'instruire d'autre ressource que celle des ouvrages des Payens, des Arabes & des Juifs ; ils les expliquoient en effet à leurs écoliers : depuis les premiers siécles de l'Eglise, le Christianisme comptoit des martirs & des confesseurs, mais peu d'auteurs parmi les médecins chrétiens.

Il y a tout lieu de penser que les Juifs leur firent plus d'une fois des reproches, en leur rappellant que la médecine s'étoit conservée parmi eux & non chez les Chrétiens. Je suis fâché que nos facultés se soyent mises dans le cas de ces reproches, & qu'elles ayent eu besoin de l'autorité des Conciles & des Rois pour établir leur empire. J'aimerois mieux que notre histoire prouvât que les médecins de nos Universités devinrent d'abord si supérieurs aux autres, que le peuple Juif lui-même les préféroit aux médecins de sa secte : il reste un grand

nombre de préfomptions du contraire. Témoin l'opinion de François I,
qui ne parvint pas fans doute jufqu'au Roi , fans être foutenu par un
puiffant parti dans fon Royaume.

L'opinion du Roi n'étoit pas fans
fondement , & le parti des Juifs
avoit des raifons au moins fpécieufes,
s'il faut en croire Huarte. Il remarque , outre ce que je viens de rapporter de lui fur cet objet , que
„ ceux qui vivent en fervitude ,
„ en triftefle & ennui en pays étran-
„ ge , engendrent beaucoup de co-
„ lère adufte , pour ce qu'ils n'ont
„ pas la liberté de parler ni de fe
„ vanger du tort qu'on leur fait :
„ & cet humeur étant roti , eft l'inf-
„ trument de l'aftuce ou rufe , de
„ l'induftrie & de la malice...... la-
„ quelle eft accommodée aux conjec-
„ tures de la médecine".

Si cela eft , jamais peuple ne fût
en pofition fi convenable pour cultiver la médecine que l'étoit le peuple
Juif répandu dans le Royaume , aux
fiécles dont il eft queftion. Il étoit
perfécuté & pourfuivi de tous côtés:

& de toutes les manières ; tout le
monde lui tomboit sur le corps , à
l'exemple de l'autorité royale , qui
avoit sans doute lieu de se plaindre
de lui , & à l'exemple de l'Eglise ,
qui en étoit mécontente : les membres des Universités se croyoient tout
permis dans ces circonstances & par
une suite des priviléges extraordinaires accordés à leurs corps naissans.

Le cri à la mode étoit le cri contre
les Juifs : ils étoient donc obligés de
se soutenir de leur mieux dans l'esprit
des peuples : la médecine leur fournis-
soit un prétexte honnête , parce que
d'un côté la puissance royale & la puissance ecclésiastique ne pouvoient entièrement condamner l'application des
Juifs à la médecine , & que les suppots des Universités avoient un intérêt
trop marqué à enlever aux Juifs l'exercice de la médecine pour que tout le
monde n'aperçut pas les motifs de ri-
valité qui faisoit agir ces suppots & qui
diminuoient à proportion la légitimité
de leur conduite à l'égard des Juifs.

Il est difficile de concevoir que les
facultés se soyent portées au point de

défendre aux Juifs l'exercice de la
médecine fur les malades chrétiens : il
eft plus difficile encore de pénétrer les
motifs qui ont pû engager des hiftoriens amoureux des facultés, à expofer
fous les yeux du public & dans notre
fiécle, le décret dont nous parlions ci-
deffus, & qui auroit dû refter encore
longtems caché dans nos anciens régiftres.

Voudroit-on faire revenir ces tems
barbares où l'on prétendoit géner la
liberté & la confiance des citoyens,
en allant même plus loin que l'autorité
légitime qui a toujours fu relacher de
fes droits au fujet de la médecine lorfque le bien des peuples l'ont exigé ?
défendre aux Juifs d'exercer la médecine en faveur des Catholiques, c'é-
toit interdire aux Juifs les moyens de
faire le bien, & géner la liberté des Catholiques en les forçant à s'adreffer
aux médecins Chrétiens.

Le Prince l'ordonnoit, la difcipline
de l'Eglife étoit conforme à la volonté
du Prince, foit ; mais quel befoin le
Prince & l'Eglife avoient-ils de l'approbation & des décrets des facultés ? leurs

membres ne fentoient-ils pas le peu de
convenance qu'il y avoit de crier à
tout le monde, nous vous défendons
de vous adreffer à d'autres qu'à nous
pour vous guérir !

Que pouvoient-ils répondre à ceux
qui leur difoient; vous qui voulés nous
guérir par force, où avés vous appris
le métier que vous faites ? n'eft-ce pas
dans les ouvrages de ces Juifs & de
ces Arabes que vous voulés nous faire
oublier & dont les enfans, fans doute
mieux inftruits que vous de la langue
& des idées de leurs pères, vivent parmi nous & poffédent notre confiance
fur ce qui regarde notre fanté, c'eft-à-
dire la chofe du monde au fujet de
laquelle nous fommes les plus libres ?
faites mieux que les Juifs ; foyés plus
favans qu'eux ; mais n'imaginés pas
avoir le droit de nous tirannifer, & ne
croyés pas vous rendre dans nos efprits préférables à eux, en les déchirant,
en effayant de leur ôter le pain de la
main, & en nous forçant de partager
avec vous ce pain que nous voulons
partager avec eux.

D'ailleurs les Juifs jouiffoient de

quelques avantages fur les chrétiens »
ils étoient maîtres du commerce : ils
voyageoient plus que les naturels du
pays : ils avoient des liaifons avec l'O-
rient & avec l'E'pagne devenue le
centre de la médicine des arabes : ils
parloient les langues étrangères : ils
alloient chercher en Grèce & parmi les
débris de l'Empire Romain les manuf-
crits anciens : ils favoient où croiffoient
les bons médicamens qu'ils trouvoient
le moyen de faire venir. Toutes ces
prérogatives ou ces qualités particulières fort éloignées des mœurs de nos
François, mettoient les Juifs en pof-
feffion des principales parties de la
médecine.

Ils en faifoient une des branches de
leur commerce : voilà fans doute ce
qui aviliffoit la médecine entre leurs
mains ; elle devenoit l'objet de leur
cupidité naturelle : ils étoient par une
fuite de leurs principes & de leurs
fpéculations, marchandes fi on peut
ainfi parler, obligés de fe défaire de
toutes leurs drogues & de combiner
leurs ventes avec leurs profits ; c'eft à
cet égard feulement qu'on peut, ce

me semble, reprocher aux Juifs d'avoir
formé le systême de tromper les chrétiens.

Il n'est guere possible d'imaginer,
qu'ainsi qu'un médecin trop passionné
pour son état de membre des Universités l'a mis en avant, les Juifs eussent
résolu de se défaire des chrétiens sous
prétexte de leur être utiles par le secours de la médecine. Cette réflexion
trop aigre n'est qu'une injure dite en
chaire ou enfantée dans l'ombre d'une
bibliothéque, d'où plus d'un Docteur
a crû, avec zèle, mais sans goût pouvoir réformer le monde.

Quoiqu'il en soit, je suis convaincu
avec Huarte, que le peuple Juif fut
amplement pourvu de „ cette colère
„ rotie, l'instrument de l'industrie, as-
„ tuce, cautelle & malice" quelle
qu'en ait été la cause, je pense que
c'est à cette disposition naturelle qu'il
faut rapporter l'amour & le penchant de
ce peuple pour le commerce & tout
le détail des opérations qu'il entraî-
ne, je crois que c'est en vertu de cette
disposition que les Juifs trouvoient le
moyen de s'insinuer chez le peuple

comme chez les grands, à titre de médecins : ce qui les mettoit à portée de contrebalancer les médecins chrétiens.

Je voudrois que quelqu'un s'occupât à chercher dans la pratique & dans les autres branches de la médecine moderne, dans la conftitution de nos facultés, & celle des corps ou colléges de médecine qui fe trouvent dans nos villes, ce qui peut être refté des travaux, de la conduite, des mœurs & des pratiques dcs Juifs. Il eft évident qu'ils ont beaucoup contribué à entretenir les préjugés du public fur la religion des médecins.

Les erreurs populaires, ouvrage de Joubert médecin du feizième fiécle me paroîtroient être utiles pour l'objet que je propofe. Cet ouvrage contient en effet plufieurs problêmes de médecine au fujet d'un grand nombre de préjugés, dont plufieurs femblent être venus des juifs.

C'eft un examen que je me contente d'indiquer à ceux qui pénétrés de l'utilité des recherches de Joubert, voudroient fuivre la même carrière &

soumettre au tribunal de la raison &
de l'expérience, bien des faits qui pas-
sent pour constans & bien des opinions
reçues : on ne s'avise guere d'avoir
des doutes sur tous ces points, que lorsqu'on est animé de l'esprit de critique
& de louable curiosité, qui caracté-
risa Joubert, un des plus grands hommes qu'ait produit la faculté de Montpellier.

§ V I.

*Le médecin des Pyrennées : ses idées
sur la formation des vallées &
des montagnes : ses remarques
sur les médecins d'Aquitaine
(ou de la Gascogne) : ses refle-
xions sur la picotte ou la petite vérole.*

Huarte naquit dans les Pyrennées.
La petite ville de St. Jean-Pied-
deport en Navarre, fut son berceau.
Sa mémoire & sa famille vivent en-

core dans fa patrie ; fertile en hommes d'efprit. J'avois oui parler d'un
médecin célébre dans une vallée des
plus voifines d'Efpagne : je defirai
de le voir chez lui ; il y confen-
tit , & je m'y rendis. : il me parla
d'abord de fon fils.

Je ferois , dit-il , heureux fi je l'a-
vois avec moi ; il a voulu être médecin comme fes pères : il pouvoit mieux
faire dans le fiécle où nous fommes :
je lui ai appris le fecret de la médecine : il eft dans une des premières villes d'Efpagne où fa façon de penfer
lui fera des affaires : le tems de parler
vrai dans les cités fort peuplées n'eft
pas encore arrivé pour les médecins :
il eft prefque néceffaire qu'ils mentent
ou qu'ils foyent peu inftruits du fonds
de l'art , dans ces lieux où regnent l'envie & la diffimulation , fruits dégénérés
de la femence de l'émulation & de la
cordialité. Mon ami , beaucoup de vos
habitans des villes ont perdu la plûpart de leurs fens naturels. Leur vie
n'eft qu'une fuite de fimptomes d'une
maladie habituelle & incurable.

Je ne fus pas longtems à m'apperce-

voir que mon Docteur étoit un peu ba-
billard, fort rempli de l'importance de
sa profession, fort enjoué du rôle qu'il
jouoit dans sa vallée où il jouissoit
de la plus grande considération & où
sa famille est distinguée depuis plus de
quatre siécles. Il étoit si accoutumé à sa
Logique médicinale qu'il apprécioit
tout suivant ses régles ; il n'aimoit point
à être contrarié. je résolus de le faire
expliquer sur ce qu'il appelloit le secret
de la médecine, & je pris le parti
d'écrire chaque soir ce qu'il m'auroit
dit dans la journée : je ne rapporte ici que l'extrait de deux ou trois con-
versations.

Entrons, me dit-il un jour, dans
ma bibliothéque : vous verés ensuite
mon jardin des plantes, mon cabinet
d'histoire naturelle & mon laboratoire.... mon premier livre c'est la Bible
du Concile de Trente ; je la lis & je
l'admire, j'y trouve même de très-bons
préceptes de médecine.... ensuite mes
livres de prières... & puis les hommes
de Plutarque....., ce paquet de feuilles
volantes que vous voyés sont des lambeaux des Arabes, Razes, Avicenne &

quelques autres : j'ai déchiré le reste de ces ouvrages comme inutile... j'ai conservé & élagué de la même manière , quelques livres de Galien & de ces autres, qu'un Libraire a décorés du nom de Princes de la médecine....

Rivière de Montpellier est chez moi tout entier, hors ses contes sur les élemens : c'étoit un des grands hommes du métier que ce Rivière ; qu'il eut pillé ou non le gros Sennert , il étoit bon... son prédécesseur Rondelet étoit excellent aussi.... de même que Ranchin & le Dulaurens dont je préfére l'anatomie à celle du Riolan.... voilà les aphorismes d'Hippocrate & quelques autres livres de ce Prince de la médecine.... Dioscoride & Mesué étoient des têtes bien meublées.... j'ai aussi le Fernel tout entier & il est usé à force que nous l'avons lû . car il parle bien élégamment.... ce Baillon veut trop imiter Hippocrate ; ses petites histoires sur les Bourgeois de Paris m'ennuyent : elles sont la plûpart trop étranglées pour être utiles..... Duret dont vous voyés le commentaire sur les Coaces étoit trop sec, trop austere, trop serré..

Houlier que voilà étoit son maître en tout.... je ne sais point comment la faculté moderne de Paris n'a pas fait brûler ces ouvrages : ils condamnent ses Dogmes & sa théorie & surtout sa pratique.

Vous connoissés sans doute la médecine de Chauliac.... & celle d'Oribaze..... & celle de Paracelse le plus médecin de tous les fols & le plus fol de tous les médecins.... voilà le bon Ambroise paré : c'étoit une des meilleures têtes d'homme qui ait vecu du tems d'Henri II. de François II. de Charles IX. & de Henri III, auxquels il eut l'honneur d'être attaché : je suis fâché qu'il n'ait pû servir notre Henri IV... ce Vanhelmont qui est le vainqueur de l'ancienne école fait mes délices ; je le prends souvent le soir pour m'endormir gayement... je ne hais pas Deleboé... je lis aussi mon Rabelais... & j'ai quelques lettres du Gui Patin... voilà Montagne : je me suis défait de Bayle pour de bonnes raisons... Virgile Corneille & Molière sont les seuls poëtes que j'aime... avec quelques restes de nos

Troubadours & de nos chanſons de la vallée....

Je ne vous parle pas de mes auteurs eſpagnols ; ils valent bien vos François. je ne vous dis rien de tous ces fatras de livres que vous voyés dans la pouſſière ; je les y laiſſe... je conſerve pourtant un rang diſtingué pour les mémoires des Académies médicinales de nos jours : quoiqu'ils ne ſoient, au fonds, qu'une répétition de ce que les anciens ont dit, ou bien un tiſſu de menus détails, de petits faits dans le cas d'être prévus par les connoiſſeurs ou du moins bien traités lorſqu'ils ſe préſentent.

Voici mes manuſcrits & ceux de mes pères : c'eſt un corps de médecine propre à notre pays ; je le deſtine pour mon fils : il m'a emporté de très-bons morceaux de Stahl que je regrette beaucoup ; Stahl eſt à mon avis le Roi des modernes, qui me paroiſſent avoir un peu trop loué Sydenham.... car ſon rival Morton, que j'ai placé auprès de lui, n'étoit pas un ſot... non plus que Willis qui m'amuſe.... ce livret n'eſt-il pas du Chirac ? ſa tête étoit bien bouillante !... j'ai oui parler de Boerhaave que je ne lirai point, sur ce qu'on m'en a dit.... j'ai assez lu... il faut dans notre état beaucoup plus voir & méditer qu'il ne faut lire... je ne lis même pas la gazette, non plus que toutes les thèses de vos facultés : en voilà quelques-unes que j'ai colées sur de la toile pour me faire un parevent, pour l'hiver ... & je vous ai assez parlé de mes livres. je vous dirai autre chose demain.

Vous vous attendés sans doute à voir mon jardin des plantes, mon cabinet d'histoire naturelle & mon observatoire : partons voilà nos chevaux prets : le votre suivra le mien dans ces sentiers que vous voyés sur la montagne..... observés la vallée & ces torrens & ces gorges, faites vos réflexions la-dessus pour raison.... voilà l'endroit où César passa en allant en Espagne : ....vous voyez non loin de ce rocher sur lequel on a écrit l'époque de ce passage, deux maisons qui de père en fils datent de cette époque....à votre avis sont-ce là des gentils-hommes ?

Voilà une vallée où Henri IV & Marguerite

guerite sa femme eurent une dispute
au sujet d'une Demoiselle de la Cour...
Cathérine sœur d'Henri IV passa souvent sur ces rochers, dans sa jeunes-
se.... Nos pères couloient des jours heureux, au service de ces Princes, dont
les hautes destinées se préparoient dans
nos montagnes : Henri IV vit souvent
de leurs cimes la France & l'Espagne
sur lesquelles devoit regner sa postérité.

Nous arrivames vers la fin du jour
au haut d'une montagne où j'apperçus,
sur une espèce de terrasse assez étendue,
quelques cabanes fort basses couvertes
de gazon, trois ou quatre bergers, leurs
chiens, des vaches & des chèvres.
Nous voici en pays de connoissance
dit le Docteur ; il demanda pour son
souper le lait d'une chèvre noire, qu'il
désigna suivant la notice qu'en donnent
Galien & Avicenne ; sur quoi le berger lui dit oh ! Docteur vous avez donc
bien à parler demain !

On me donna du lait d'une chèvre
blanche ; on prétendit toujours d'après
Avicenne que celui de la noire étoit
trop vif pour moi ; & après un souper

V

frugal, il fallut nous coucher sur de la feuille séche & sous un toit de gazon où nous dormimes très-bien gardés par nos chiens & par nos bergers; ayant pour oreillers des outres pleins d'air, & pour couverture des peaux d'agneaux.

Debout, s'écria le Docteur au lever de l'aurore, Debout, mon ami, venez avec moi respirer l'air animé par les premiers rayons du soleil; voilà le bon air inconnu à vos habitans des villes... Je ne suis jamais en ce lieu à ces heures-ci, que je ne me sente renaître; je dis renaître sans figure; puis qu'en sortant de l'air de la bas & me trouvant dans celui-ci, je me représente le moment où je sortis du ventre de ma mère ; jugés de la révolution que doit faire le passage d'un lieu humide, bas, chaud, marecageux & croupi, dans un lieu frais, pur & eclairé des rayons naissans du soleil : nous vivons d'air plus que de pain; voilà pourquoi ceux de vos villes qui ont de bon pain & de mauvais air, se portent moins bien que nous, qui avons de bon air & de mauvais pain.

Le tems est très-propre pour nos

opérations..... Voici, mon ami, puisqu'il faut vous tout dire mon jardin
des plantes, mon laboratoire & mon
obſervatoire.... C'eſt ici où la nature
parle & s'explique clairement à qui ſait
la conſulter.... les plantes précieuſes
que nous foulons aux pieds, en nous
promenant pourroient fournir le ſujet
de pluſieurs entretiens, de même que
ces pierres de différentes eſpèces, &
ces nuages que vous voyés ſous nos
pieds, & que le ſoleil diſſipe... Sur ces
montagnes, ſont encore imprimées les
traces des Tournefort, dès Magnol,
des Juſſieu & autres médecins natura-
liſtes...

Je veux, mon ami, vous parler
de ces montagnes, & vous faire jetter
un coup d'œil ſur ces contrées que vous
appercevés du côté de la France ;... vous
les verés mieux avec cette lunette d'a-
proche... Je vais vous repéter ce que
nous avons quelque fois dit avec mon
fils, dans le même lieu où nous ſom-
mes.... & tenant en main les ouvrages
de quelques philoſophes modernes qui
m'ont éclairé ſur ce que je ne ſavois

autrefois qu'imparfaitement ; mais qui n'ont pas tout dit assurément.

Nos montagnes furent autrefois sous les eaux du déluge & ensuite sous celle de la mer, une énorme masse solide , d'un diamétre immense de tous les côtés, & composée de diverses espèces de terres & de pierres, dont je n'examine pas ici la nature ni l'arrangement... Cette masse est réduite sur la surface de la terre à une espèce de crete ou de saillie , de la longueur d'environ quatre vingt lieues entre la Méditerranée & l'Océan , & moins étendue en passant par la voye la plus droite & la plus courte de France en Espagne... La diminution de la masse entière, ses divisions, ses débris, les bouleversemens arrivés dans ses parties ont produit un grand nombre d'habitations pour les hommes & les animaux, dans des endroits qui furent autrefois mille piques sous l'eau & tout autant sous la terre.

On habite aujourd'hui les recoins dans lesquels les eaux ont longtems croupi... Il ne faut qu'ouvrir les yeux dans l'endroit où nous sommes, pour

voir toutes ces vérités... c'est-à-dire la
séparation des montagnes.... la formation des torrens, des vallées, des
coteaux, des plaines... Le tems peut
changer à la longue nos montagnes en
une vaste plaine.

Ce changement n'est encore qu'é-
bauché : il est plus marqué du côté
de la France au nord des montagnes
que de celui d'Espagne. Ici l'écoule-
ment des eaux qui couvroient la masse
solide s'est fait d'autant moins brus-
quement que le soleil, en empêchant
l'amas de neige & les orages considéra-
bles, empêche aussi la crue & les mouvemens violens des torrens, qui ont
les premiers usé & séparé les montagnes, & formé les diverses vallées :
la face méridionale des Pyrennées a dû
prendre une disposition particulière
dont je ne vous parle point aujour-
d'hui.

De notre côté au contraire ou de
celui de la France que vous voyés sous
vos pieds, la masse des montagnes exposée au vent du nord a dû se couvrir
chaque année d'une grande quantité
de neige, devenir sujette à d'abon-

dantes pluies , à de fréquens orages ;
aux viciffitudes continuelles du froid
& du chaud ; ce qui a produit la
forme qu'ont pris les Pyrennées du côté de la France.... La fonte des neiges
forma des torrens, ou des courans
d'eau qui fe creufoient leurs lits en
entrainant ce qu'ils rencontroient....
ces torrens groffirent à proportion que
la mer fe retira... la mer vint au point
d'être contrebalancée dans fes bords
par les torrens qui defcendoient des
montagnes... Les torrens que la pente
des eaux entrainoit naturellement du
côté de l'Océan formerent la Garonne ,
dont vous voyés le cours , en manière de portion de cercle , depuis les
Pyrennées jufqu'à Touloufe & de
Touloufe à Bordeaux.

D'autres portions des montagnes
formerent d'autres torrens... ainfi naquit Ladour , dont vous pouvés fuivre le cours concentrique à celui de
la Garonne & qui eft beaucoup plus
petit , parce que fes eaux avoient
moins de force que celles de la Garonne.... Vous voyés le grand Gave
venir de Lourde à Pau & delà à

Bayonne , en décrivant fa portion de cercle moindre que celui de Ladour.... le petit Gave ne fit qu'un petit circuit.... la Nive cotoya les montagnes de la Navarre les plus près de la mer.

Ainfi ces plaines riantes connues autrefois fous le nom d'Aquitaine , que je leur conferve , furent feparées & même formées des débris des montagnes qui s'écroulerent & chafferent la mer.... Tous ces torrens qui coulent fous vos yeux ont été les vrais fabricateurs de ces plaines.... ils font très-peu confidérables dans leurs fources ; mais ils croiffent à proportion qu'ils avancent dans leur cours.... ils rampent dans les vallées dont ils occupent aujourd'hui la moindre partie , & qu'ils combloient autrefois , qu'ils formerent ou qu'ils creuferent.

Vous le voyés, mon ami; chaque vallée a fon torrent , fon auteur & fon nourricier.... la largeur de la vallée eft ordinairement en raifon de la groffeur du torrent ou de la hauteur des montagnes où le torrent prend fa fource.... Chaque vallée rappelle

V 4

évidemment qu'elle ne fut autrefois qu'un lac plus ou moins étendu... il n'y a point de vallée proprement dite dans les endroits où les eaux n'ont point trouvé d'obstacle qui les forçat à séjourner... L'entrée des vallées, leur col est ordinairement étroit & rappelle l'obstacle qui arrêtoit autrefois les eaux auxquelles il a fallu dans certains endroits, scier pour ainsi dire une montagne, comme cela paroit évidemment par les couches correspondantes des montagnes qui font les bords des torrens.... Les vallées font ordinairement d'autant plus étendues que la résistance trouvée par le torrent fut plus considérable... Les vallées font toutes fertiles dans les endroits où les eaux du torrent ont dû par leur pente apporter les débris de la terre végetale des montagnes ...... elles font au contraire stériles dans les endroits que le torrent écorchoit pour porter la terre ailleurs.... La plûpart des vallées font fertiles du côté du midi & ne le font point du côté exposé au nord, parce que les torrens suivoient l'Océan & tomboient du midi au nord ou fur la face

méridionale actuelle des montagnes....
Ces Villages élevés au-deſſus du ſol
des vallées indiquent qu'il fut un
tems où ce ſol étoit parallèle à ces
endroits élevés aujourd'hui.... Les vallées s'appellent parmi nous ribéres,
ou rioueres, de *rivus erat*, le ruiſ-
ſeau y étoit..... Voilà mon ami, ce
que j'avois à vous donner à méditer
à vos momens perdus : quelque homme heureux entrera un jour dans tout
le détail néceſſaire pour l'éclairciſſe-
ment de ce que je viens de vous
dire.

Quant à ce qui nous concerne
particulièrement, dans cette charman-
te Aquitaine, que vous ne pouvés
vous laſſer d'admirer, & que je voudrois avoir le tems de vous peindre
toute entière, elle eſt en bien des endroits couverte des fleurs qui croiſ-
ſent ſur les tombeaux des grands
hommes qu'elle a produit. Il y a
parmi ces grands hommes beaucoup
de médecins. Je ne monte jamais ici
que je ne ſonge à eux : je veux (ſi
vous me permettés d'uſer dans mes
expreſſions de la liberté du lieu où

nous sommes) cueillir sur ces tombeaux un bouquet pour vous, qui êtes curieux de l'histoire de la médecine.

Je mets en fait que de toutes les Provinces du Royaume l'Aquitaine est celle qui fournit le plus de sujets, destinés à étudier & cultiver la médecine & ses différentes parties. Je trouve la raison de ce fait dans la constitution naturelle des habitans: Huarte qui naquit dans cette vallée, non loin de l'Océan, & qui fut sans doute un des plus subtils Philosophes de son tems, a très-bien défini à mon gré quelle est la constitution naturelle la plus propre à la médecine. Ses traducteurs ont appellé astuce & malice ce qu'il appelloit sagacité, vivacité, industrie & surabondance d'imagination.

Or les habitans des divers cantons d'Aquitaine sont plus ou moins fournis de ces qualités qu'ils doivent à leur climat, à leurs mœurs, à leur façon de vivre, aux peuples anciens dont ils descendent. Il ne faut donc pas être étonnés que plusieurs d'entre eux ſe deſtinent à la médecine. Je vous exhorte, mon ami, à lire & médi-ter l'ouvrage de cet aimable Docteur Huarte : il vous amuſera en vous inſ-truiſant ; vous verés avec plaiſir ſon génie rare & audacieux eſſayer de nou-velles routes & ouvrir la voye à des découvertes plus importantes que cel-les qu'il a fait, dans la partie de la mé-decine philoſophique à laquelle il s'at-cha.

Je trouve une autre raiſon de la diſpoſition naturelle à nos compatrio-tes pour la médecine, dans la grande quantité d'eaux minéralles dont la na-ture a pourvu leur pays. Ils ſont dès le berceau acoutumés à entendre compter les guériſons merveilleuſes opérées à ces eaux ; ils voyent la plû-part leurs parens & leurs amis s'oc-cuper de tout ce qui peut être utile au nombre infini de malades qui viennent à ces eaux : ils ſe plient in-ſenſiblement à ce genre d'étude : ils ſont pour ainſi dire nourris des ouvrages faits ſur ces eaux, depuis Pline juſqu'à Deſcaunets : leur ame ſe plie donc toute entière de ce côté; comme les habitans du bord de la mer se plient à la navigation, & comme les Italiens, perpétuellement frappés des chefs d'œuvre de peinture & de sculpture qui se trouvent dans leur pays, se vouent à ces arts dans lesquels ils excellent.

Aux raisons que je viens de vous dire j'en joins une troisième, c'est que les muses exilées de Rome & de l'Orient trouverent de bonne heure un azile dans nos contrées. Le Poéte Ausone vous donne une idée de la quantité de savans qui peuploient l'Aquitaine dès les troisième & quatrième siécles de l'Eglise. Les Arabes porterent les premiers rayons de leur savoir & de leur sagacité trop peu estimée communément, dans ce même pays que bordent nos montagnes & les deux mers : les connoissances qu'ils sémerent en Espagne se répandirent tout naturellement dans nos cantons. Les Troubadours firent merveilles à Toulouse & dans les environs du douzième siécle : la faculté de Montpellier se forma vers le même tems des débris des Arabes & des Juifs

qui cultivoient la médecine dans ces
pays que la nature paroît avoir def-
tiné pour cela à caufe de la grande quantité de plantes précieufes,
& à caufe des jours purs & férains
qu'elle y fait naître. Vous m'avouerés
que tous ces lieux chéris des mu-
fes étoient autant de centres d'où le
favoir fe répandoit aux environs :
or l'étude de la médecine fe trouvant
très-analogue à la liberté & la vivacité des têtes de nos habitans, c'eft
à elle qu'ils durent fe vouer, encore plus qu'à toutes les autres fciences.

Voulés-vous des preuves de ce que
j'avance prifes dans l'hiftoire de nos
médecins ; je vous ai déjà parlé de
Huarte. Remontez enfuite à Aufone
le père le modèle de tous les médecins de fon tems & qui peut même être celui des médecins avenir.
Il vecut, comme vous le favés, dans
ces landes que la mer femble avoir
formées en vomiffant une grande quantité de fable, comme fi elle eut été
vaincue & repouffée brufquement par
les torrens de nos montagnes qui la

forcerent de s'écatter & de jetter son sable dans ce recoin des landes, ne pouvant le jetter dans les lieux occupés par nos torrens.

Ausone le médecin naquit à Bazas & passa sa vie à Bordeaux.... Je ne puis vous taire qu'à propos de ce Patriarche des médecins : j'ai quelque fois imaginé un plan de réforme à faire dans vos facultés, je voudrois que si on n'étoit pas d'avis de changer le serment des candidats on y ajoutât ce qui suit.

1e. Un éleve de Bordeaux jureroit de prendre Ausone le médecin pour son modèle ; de ne jamais aller s'offrir précipitament pour témoigner contre personne, & encore moins de s'embarrasser dans des dépositions étudiées, louches & concertées avec un calomniateur, de ne jamais augmenter son bien & sa réputation aux dépens des autres ; enfin de demander pardon à ses compatriotes s'il étoit devenu quelqu'un, par l'exercice d'une profession qu'il n'auroit pas même eu le tems d'apprendre.... Je suis persuadé que tous les médecins de Bourdeaux souscriroient de bon cœur à la formule

que je propofe : ils trouveroient bon
qu'on banit de leur corps celui qui ne
pourroit fe dire l'imitateur d'Aufone.

2°. Un éleve de Paris jureroit de
s'efforcer à fuivre les traces de plufieurs
hommes illuftres membres de cette
faculté ; mais il protefteroit formellement qu'il abhorre autant qu'il dédaigne la mémoire de ces fanatiques
déchainés contre les Vefale & les
Briffot ; il s'engageroit à ne point
s'oppofer fans des raifons évidentes
à des remédes , des pratiques & des
découvertes nouvelles , telles que
celles de l'émetique & de la circulation du fang , qui furent l'écueil de
plus d'un Docteur fuperbe ; il avou-
roit que la liberté de penfer fur les
matières de l'art , étant l'apanage de
tous les médecins & même celui
des malades , il ne heurtera jamais cette
liberté , furtout par des voyes dures ;
il jureroit enfin de modéler fa conduite fur celle de Fernel qui répouf-
fa , comme il convenoit aux circonf-
tances , les traits lancés contre lui
par la vile efpèce des Fleffelles.

3°. Un éleve de Montpellier jureroit qu'il fera quelqu'attention aux dogmes nés ailleurs que dans son université ; qu'il conviendra, sans qu'il faille l'y forcer, qu'on peut être médecin sans avoir respiré l'air de Montpellier ; qu'à l'imitation de Joubert il travaillera toute la vie à purger la médecine des préjugés regnans, & que rien ne pourra l'empêcher de mettre en avant sa manière de penser sur les matières de l'art, sans prétendre géner les suffrages de personne, & sans craindre de devenir la victime d'une façon de penser décidée & loyale.... Je voudrois aussi que les médecins de Montpellier regardassent la faculté de Toulouse comme une de leurs annexes ou succursales, & qu'il n'y eut point de division entre ces deux sœurs Languedociennes, en attendant que le tems parvienne enfin à les incorporer l'une dans l'autre.

Mais revenons à nos médecins d'Aquitaine, la ville de Bazas compte après Ausone, Vital Dufour d'abord distingué dans sa profession de médecin qu'il quitta ensuite pour prendre

l'habit de Cordelier, il devint bientôt
célébre dans son ordre par des talens
qui l'éleverent à la dignité de Cardinal : mais il sembla croire qu'il pouvoit penser & parler auffi librement
fur la réligion que fur la médecine ;
il parut s'écarter du bon chemin dans
lequel il fut remis. Le Pape Clément
V fit fentir à ce Bazadois qu'on ne
doit jamais fe mêler de chofes qui
ne nous régardent point ; & qu'il ne
faut pas s'engager dans de mauvaifes
affaires : la légereté, la précipitation
ni la foiblefle même ne peuvent jamais excufer une vilaine action, Vital
oublia les devoirs de fon état, que
la patrie d'Aufone n'avoit pû manquer
de lui apprendre dans fa jeuneffe : il fe
laiffa éblouir par l'éclat des grandeurs
& de la pourpre ; il eut tort & il eut
lieu de fe répentir de fa faute : que
ne vivoit-il doucement chez lui comme fes pères.

La Ville d'Agen fur la Garonne
fervit de retraite à Jules Cæfar de
l'Efcale ou Scaliger : il y mourut au
feizième fiécle, après s'être fait natu-
ralifer en France : nous fommes donc

en droit de le regarder comme un des nôtres; il étoit médecin & philosophe : ses admirateurs l'ont mis à côté d'Aristote : je l'eusse autant aimé à côté d'Hippocrate, & il y a eu en effet des amis de Scaliger qui l'ont placé dans ce rang : il eut un fils médecin qui dégénéra de la vertu de son père. Joseph Scaliger son autre fils soutint la réputation de son nom ; mais il ne fut pas médecin : je trouve même qu'il a prétendu médire de la médecine, qui avoit donné du pain à son père : ce n'est pas le premier ingrat que notre profession ait fait.... Si je voulois, mon ami, vous dire ce que je pense là-dessus, c'est-à-dire sur la nature de la médecine, nous irions trop loin ! vous m'accuseriés peut-être de me livrer à des écarts aussi singuliers que ceux d'un de nos Gascons du dixseptième siécle: je veux dire le fameux Cyrano de Bergérac.

A propos de Cyrano ; vous nignorés peut-être pas qu'il a voulu faire le petit Montagne en disant du mal des médecins; je regarde ces critiques comme des espèces de médecins avortés ; ils savent quelque chose de notre profession ; mais ils ne peuvent en saisir le fonds & la moele ; ils extravaguent sur ces principes, dont ils n'ont point eu la patience de suivre l'application. Cyrano auroit pû, s'il fut resté dans sa patrie, y prendre des leçons de Gilet médecin dont la mémoire dure encore & qui vivoit à Bergérac il y a trois ou quatre générations, c'est-à-dire du tems de Cyrano. Les enfans de notre Gilet quitterent la médecine ils sont parvenus par degrés à des postes, peut-être moins agréables que ne l'eut été pour eux la Ville de Bergérac, en y exerçant la profession de leur père. Je ne crois point que la lettre de Cyrano contre le gros homme, ni celle contre les médecins ait eu pour objet Gilet le médecin, comme quelques personnes ont voulu me le faire entendre.

J'aurois souhaité que Cyrano eut pû modérer la pétulence de ses passions, par l'étude de notre art: il l'eut vraisemblablement poussé plus loin & rendu plus cher & plus respectable à ses héritiers que Gilet son compatriote, placé ici parmi les médecins du cercle de la Garonne, quoique la Ville de Bergérac soit sur la Dordogne.

Duchesne, plus connu sous le nom de Quercetanus, illustra l'Armagnac sa patrie, que vous voyés entre le Bearn & la Garonne; ce médecin se distingua par un grand nombre d'excellens ouvrages. L'acharnement avec lequel Gui Patin & Riolan médecins de l'école de Paris le poursuivirent, mit le comble à sa gloire. Gui Patin porta la passion jusqu'au point de s'en prendre à tout le pays d'Armagnac, qu'il appelloit un pays maudit: ce Docteur inquiet & malin ne ménageoit rien lorsqu'il s'agissoit de décrier les Chimistes dont Duchesne soutenoit les opinions & dont il fût un des plus fermes apuis.

L'évenement a prouvé que Gui Patin auroit mieux fait de se taire : je suis faché qu'il ait donné tant de preuves d'ignorance, de légereté & de défaut de jugement au sujet de l'antimoine, mais je suis fort aisé que notre Duchesne ait mieux rencontré que Gui Patin & ses camarades. Je ne sais comment leur esprit avoit été circonscrit dans un cercle étroit de connoissances, d'où ils ne pûrent sortir.

Le Portugal vit naître au seizième siécle un homme du premier rang : la Ville de Bordeaux lui donna les premiers principes d'éducation : l'Italie le forma : Montpellier acheva de l'instruire dans la science de la médecine qu'il vint enfin exercer à Toulouse. C'étoit le célébre Sanchés, qui naquit d'un père médecin & Juif : Sanchés fut très-bon chrétien & très-savant médecin. Le flambeau du Pyrronisme qu'il porta dans le sein de la médecine lui fit chercher en vain dans cette science l'évidence qu'il trouva dans la religion : il fut un des plus décidés Pyrroniens qu'ait eu la médecine ; il s'appliqua à développer la sentence de Socrate, qui dit qu'il ne savoit qu'une chose, c'est qu'il ignoroit tout ce que les autres disent savoir. L'ouvrage de Sanchés plut à tout le monde, & il mérita de grandes & de sérieuses critiques : il fut soutenu par Laſſus ſon compatriote.

Rien ne me ſurprend autant que les louanges données par Gui Patin à l'ouvrage de Sanchés : j'ai peine à comprendre comment un écrivain auſſi attaché que Patin aux principes de Galien, a pû approuver les efforts de quelqu'un qui faiſoit de ſon mieux pour les renverſer. Il y a toute apparence que le médecin de Toulouſe trouva grace devant le médecin de Paris, parce que les doutes du premier tomboient en partie ſur les principes des Chimiſtes que le dernier avoit en horreur.

Mais Gui Patin devoit s'appercevoir que les mêmes argumens portoient contre la doctrine ordinaire des écoles, ſon idole ; c'eſt ce qui n'arriva point, & Sanchés pût ſe vanter que Gui Patin même avoit dit du bien de lui ; ainſi notre Docteur d'Aquitaine s'acquit une réputation immortelle, de l'aveu de ſes rivaux. Ducheſne ne jouit pas du même bonheur. Qu'importe ! il fit honneur à nos contrées de même que Sanchés.

Bayle les fuivit de prés dans la carrière de la gloire : il viellit à Touloufe dans l'exercice de la médecine qu'il fut accorder avec l'étude de la phifique fur laquelle il donna plufieurs traités au public : fa manière plus décidée que celle de Sanchés & plus à la portée des têtes ordinaires que celle de Duchefne, lui fait communément donner la préférence fur eux. Je croirois que Bayle avoit moins de génie & d'imagination que Sanchés & Duchefne ; mais il étoit plus fage qu'eux.

C'étoit, difent ceux qui l'ont connu (car il n'eft mort qu'en 1709) un homme droit qui régardoit fans envie le mérite des autres favans, qui fermoit les yeux fur le fien propre, & qui dans les plus facheux accidens fit paroître jufqu'à la fin la fermeté d'un philofophe chrétien. Bayle étoit donc un homme, un médecin auffi rare qu'eftimable. Je crois que Gui Patin auroit aimé Bayle, puifque celui-ci fut Profeffeur dans la faculté des arts jufqu'à l'âge de 87 ans, & toujours rigide obfervateur de la discipline : Sanchés & Duchesne étoient bien loin de cette espèce de perfection à laquelle il est rare que les beaux génies parviennent, soit qu'ils ne puissent y monter, soit qu'ils ne daignent y descendre.

J'ai toujours pensé que la modestie de notre Bayle pouvoit avoir pour fondement la haute réputation dont son nom reveilloit l'idée : ce nom de Bayle en effet, me paroit difficile à porter pour un esprit modeste & bien fait. C'est beaucoup pour le médecin qu'il ait pû se faire distinguer ; ce fut heureusement en prenant un parti tout opposé à celui de Pierre Bayle.

Vous pouvés voir, mon ami, dans le comté de Foix, aux pieds de nos montagnes, la petite ville du Carlat qui fut le berceau de ce fameux critique : je ne jette jamais les yeux de ce côté que je ne me sente aussi ému qu'étonné des idées de toutes les espèces que le souvenir de Bayle fait naître en moi. Quel domage qu'une sagesse mal entendue ou plûtôt un tissu de foles pas-

fions

fions ayent fait tomber cet homme
fingulier dans un labirinthe de per-
nicieufes erreurs ! j'ai craint quelquefois qu'il n'eut fucé dans notre Sanchés
les premières leçons du Pyrronifme ;
que n'y apprit-il à refpecter les bornes
que la raifon ne peut franchir.

Sanchés fut Pyrronien mais feulement en médecine : il eut été à defirer que Bayle s'en tint précifément au
même degré de doute & de curiofité :
c'eft fur nous qu'il lui étoit permis
de s'exercer ; il pouvoit porter fur
notre art fes regards incertains & faire
briller fur nos dogmes fes idées vives
& variées : il eut fait un bien réel à
l'humanité en remuant l'attention des
médecins. Mais la médecine avoit perdu pour lui ce piquant qui réveille ordinairement les beaux efprits.

Bayle étoit dans le cas de ces bu-
veurs qui ne fentent plus le vin & auxquels il faut de l'eau-de-vie & des li-
queurs fortes. Je remarque qu'il fut
de tous les Philofophes un de ceux
qui s'occuperent le moins de la cer-
titude de notre art. Montagne fon
prédéceffeur & qui vecut auffi à l'om-

bre de nos Pyrennées, ou qui en respira l'air d'assez près, s'égaya sur la médecine. J'aurois voulu que Bayle l'imitât sur ce point, & qu'il n'eut pas essayé de le surpasser sur d'autres.

Les médecins dont je viens de parler, & qui vivoient dans cette portion d'Aquitaine que j'ai déjà appellée cercle de la Garonne, brillerent comme ces feux qu'on place dans la nuit à de certaines distances pour fixer la route des voyageurs. Chacun eut sa sphère de gloire, & chacun ainsi que les planettes eut ses satellites. Leurs voisins, leurs compatriotes, leurs parens, leurs amis, leurs rivaux firent des efforts pour les imiter & pour les surpasser.

Les Pyrennées du côté de Perpignan fournirent les Miron médecins du premier ordre.... Pézénas se glorifie depuis longtems de ses Venel... Narbone soutint son ancienne splendeur & prépara de siécle en siécle les talens de Barthés que fit éclore de nos jours le savant Falconet...... Béziers célébra ses Bouillet.... La Ville de Saulve reçut un nouveau lustre de la réputation d'Astruc..... & vous Diocése de Lombés vous vous énorgueillissés d'avoir vû naître Sénac..... les environs d'Agen furent le berceau de Ferren, nom aussi connu que celui de l'Essale & qui sera longtems cher à la médecine........ Enfin nos Bouillac, Fournier, Audirac, Roux, Raulin & tant d'autres soutiendront dans la capitale du royaume l'honneur du cercle de la Garonne, au sujet de la médecine.

Quant à ce qui regarde tout le pays contenu entre la Garonne & les montagnes, & qui forme les cercles de Ladour & des Gaves, ils ont été de tout tems fertiles en médecins de réputation.... Ce pays envoya à Bordeaux Dessault, homme plein d'esprit & de sagacité, & qui s'est fait connoître par de très-bonnes dissertations de médecine.... La Ville de Bagneres eut presque autant de médecins que de sources célébres.... la Ville de Vicq conserve la mémoire de Canderats, de Lalanne, de Casaubon.... Cols se fit une grande réputation à Marciac...... Destendaux, Etchegaray se distinguerent à Bayonne & dans les environs..... Dupon de Tartas, Destrem d'Arsac furent dans la claffe des Praticiens inftruits, aimés & refpectés.

J'en dis autant des Lample de Monein.... des Larabere d'Oleron.... de Hondebille de Lefcar. Ce dernier fit en notre langue des comédies non moins vives que celles de Molière fur la médecine ou les mauvais médecins.... La petite Ville de Pontac fait l'éloge des Borie...... Coaraze qui eut le bonheur de jouir du premier âge de Henri IV, fait grand cas de fes Dulom........ Pau chéri fon Bergero qui mengea pendant fa longue vie autant de perdrix que Dumoulin fon contemporain gagna d'écus.... Sudre, compatriote de Bergero fut plus fobre, plus favant, & moins heureux que lui..... Morlàas capitale du Béarn honore fes Loftalot, médecins depuis fept ou huit générations.... Je me tais fur tous les médecins vivans ..... j'en oublie beaucoup parmi les morts.

Mais je dois dire, qu'indépendamment des raifons générales qui rendirent nos Provinces propres à la médecine, il y a une raifon particulière furtout au Bearn, lorfque dans les établissemens des facultés, les médecins chrétiens alors ecclésiastiques, disputerent le terrein aux Juifs qui avoient succédé aux Arabes. Les Juifs n'avoient pû prendre racine dans le Béarn à cause du peu de commerce de cette Province ; il faloit aux Juifs un pays plus pécunieux. Mais comme le Béarn ne reçut des Papes aucune fondation d'Université, il fut privé des médecins ecclésiastiques qui, dans les premiers tems, ne s'écartoient guères du lieu des écoles où ils régentoient. Le Béarn avoit dès lors coutume de livrer la médecine à ses nobles.

Elle fut parmi nous, de même par exemple qu'en Angleterre, un état considérable : elle y eut une grande splendeur jusqu'à ce que Louis XIII. établissant un parlement à Pau, y ouvrit les voyes à des honneurs nouveaux, & l'exercice d'autres talens que ceux de la médecine qui partageoit, avec la milice nationale, le tems de notre ancienne noblesse. Nous comptons parmi nos médecins les noms de Gassion, de Casans, de Nogues, de Faget, de Sans, de Brumont, de Toya, de Laca-

ve, de Sartamia, de Caſamajor , d'A-
geſt & pluſieurs autres qui tiennent à
toutes les claſſes de notre nobleſſe.

Il eſt aiſé de comprendre que des
gens de cette eſpèce rendoient la médecine très-recommandable : ils la fai-
ſoient à la manière des anciens médecins, dans un pays libre où l'on re-
çût plustard qu'ailleurs les diſtinctions modernes des diverſes parties
de la médecine. Ces diſtinctions n'ont
pris une forme ſtable que depuis l'é-
tabliſſement & le ſuccès généralement
connu des facultés.

Il reſte dans notre ancien for ou
coutume des traces de la haute conſidération dont jouiſſoient les premiers
médecins de nos Princes ou de la Province. La tradition apprend que d'Eſ-
curanis médecin de Marguerite de Valois fut un des interlocuteurs dans les
dialogues agréables de cette Princeſſe
notre ſouveraine. C'eſt lui , dit-on ,
qui avoit fait naître dans l'eſprit de
cette Reine, ſœur de François I , la curioſité qu'elle montra de voir mourir
une de ſes femmes pour pouvoir raiſonner ſur cette matière. La même

Reine fut fecourue par d'Efcuranis dans fa dernière maladie, c'eft-à-dire, dans une attaque d'apoplexie dont elle fut faifie au moment où elle obfervoit une comete.

Cette mort fit tant d'impreffion fur l'efprit de nos compatriotes, qu'ils regarderent d'une génération à l'autre, l'air que nous refpirons comme trèspropre à caufer des catharres & des apoplexies. Un des premiers Magiftrats de la Province frappé, il n'y a pas longtems, de cette crainte, tomba dans une forte de mélancolie qui lui fit fuir notre air, dans lequel il n'étoit pas né, non plus que Marguerite de Valois.

Il faut convenir qu'il foufle dans nos pays, plufieurs fois chaque année, un vent d'Efpagne, d'Autan ou du midi, qui eft en effet très défavorable à ceux qui ont le corps difpofé aux catharres & à l'apoplexie : mais les naturels du pays, font en général maigres, forts & fains, fobres, actifs & à l'abri des impreffions funeftes du vent d'Efpagne.

On dit auffi que le même d'Efcuranis

partagea avec d'autres de ses confrères,
la douleur d'assister, dans sa vieillesse,
à l'accident terrible qui arriva à un des
enfans d'Antoine de Bourbon & de
Jeanne d'Albret. Cet enfant tomba par
terre entre deux de ses femmes qui se le
jettoient l'une à l'autre comme un paquet de linge. Les suites de cette chute
furent funestes. Si d'Escuranis eut pû
annoncer la brillante destinée d'Henri
IV, frère cadet du jeune Prince, qui
mourut à l'occasion de la chute, il
eut porté quelque consolation dans le
cœur de ses maîtres plongés dans la
douleur la plus amère.

Les justes regrets du père & de la
mère diminuerent bientôt par les espérances fondées sur les vertus nais-
santes de leur fils cadet Henri IV. Ces
vertus fortifiées d'âge en âge dévelo-
perent les décrets de la providence
qui a voulu que l'Auguste race des
Bourbons ne fut qu'une suite ou une
chaine de héros & de bons Rois, tantôt des grands pères aux derniers des
petits fils, tantôt des pères aux fils ainés,
tantôt des pères aux fils cadets ; en un
mot d'une branche à l'autre, toutes

également fournies des qualités éminen-
tes du tronc.

Le médecin de Jeanne d'Albret
Reine de Navarre donna une preuve
de force & de courage autant que de
candeur & de vertu, lorsqu'à la mort
de sa maîtresse, que l'on vouloit attribuer à des causes particulières & ca-
chées, il déclara que ces causes étoient
simples & naturelles. Ce médecin ne
connut pas l'art insidieux & mensonger
qui apprit à tromper le monde par de
vaines paroles, par un étalage de dissertations entortillées sur la nature des
maladies idéales, singulières, factices,
qui échappent aux meilleurs yeux ordinaires.

Ces plates spéculations ne furent que
trop souvent la pature du peuple grand
admirateur des mots inconnus & barbares, que des hommes sourdement
ambitieux font courir de bouche en
bouche. Mais la race des hommes
vrais ne s'éteindra jamais parmi les
médecins : il y en aura toujours qui
feront le fléau de ces gens à secrets,
à maladies de la masse du sang, à

virus , à acretés , à spécifiques à pratiques réservées pour eux.

Mon ami je m'apperçois que je vous ennuie.... descendons la montagne.... les précipices au bord desquels nous passons me rappellent toujours le testament singulier de Beker médecin Allemand.... il souhaitoit que lorsque son ame seroit séparée de son corps, quelque chimiste changeât par le moyen du feu son corps en une petite boule de verre..... L'idée est singulière & je l'aime assez.... Chaque famille pourroit conserver ses boules.... on compteroit par boules , comme on compte par quartiers.... Les cimetières aulieu d'être des lieux infectes & mal sains , ne seroient que des ames de boules de verre....

Vous faites au reste des efforts inutiles pour m'arracher mes idées sur ce que j'appelle le secret de la médecine : ce secret est un , à mon avis. Je l'ai donné à mon fils ; c'est la meilleure pièce de son héritage.... je ne puis vous le confier.... mais suivés la nature.... toutes les maladies marchent, par exemple, comme la picote que

vous appellés petite vérole... elle nous
vient, on ne fait comment... j'apprens
que les Anglois la donnent artificiellement à leurs enfans à l'exemple des peuples d'Orient... je ne haïrois pas cette
méthode, car la nature répand la petite vérole par une vraie Inoculation....
Et nous, quand la petite vérole est
dans quelque maison, nous y envoyons
des enfans pour qu'ils la gagnent....
Le plus fage parti à prendre est d'aller
de bonne heure au devant de cette
maladie au lieu de la fuir......

Metés, je vous prie, ce que je vous
ai dit au fujet de nos médecins à
côté des catalogues contenant le
nombre & les noms des médecins
anciens & modernes d'une ville ou
d'une faculté : ne foyés pas faché
d'avoir entendu une fois en votre
vie quelques noms qui vous font
inconnus : paffés moi mes liftes,
comme je vous paffe vos catalogues.

Songés que quelqu'un qui voudroit bien traiter l'hiftoire de la médecine feroit forcé d'entrer dans des
détails pareils à celui où je fuis entré : chaque Province pourroit four-

X 6

nir une suite de grands hommes. L'histoire de la médecine en France devroit contenir celle de tous les médecins connus dans ses diverses parties, faute de quoi l'auteur de cette histoire auroit manqué son objet.

Il s'en écarteroit encore davantage, s'il tournoit le dos à ce qui peut avoir trait à nos Provinces méridionales, qui furent le berceau de la médecine dans notre royaume ; s'il affectoit en parlant des progrès de la médecine en France ; d'amincir ou d'oublier ce qui regarde la faculté de Montpellier. On ne peut se dissimuler que les Lamure, les sauvages, les Fizes & leurs semblables y soutiennent aujourd'hui avec gloire, l'édifice de la médecine dont le dix & onzième siécle jetterent les premiers fondemens... A dieu mon ami ! soyés médecin... je vous aime comme mon fils.

§ VII.

Les médecins philosophes travaillent à dissiper la terreur du public : ils évaluent ce qui se debite sur la contagion & sur tout ce qui la regarde : ils ne peuvent que proteger l'Inoculation , en prenant sur tous les points les partis les plus modérés.

CE qu'on vient d'exposer au sujet des médecins philosophes fait assez connoître leur liberté , leurs prétentions, la manière dont ils travaillent au bien de la société. Ils paroissent à quelques égards au dessus de toutes les autres espèces de médecins , ou du moins ils ne sont pas contenus , par une logique particulière , dans des bornes étroites : ils sont entièrement les maîtres de donner l'essor à leur imagination. Voyons ce qu'ils doivent penser sur l'Inoculation.

Ils la voyent établie chez les Chinois peuple ancien, raisonnable & très-soigneux observateur ; cette opération est aussi en usage depuis un tems immémorial dans l'Orient d'où elle s'étend dans toutes les parties de l'europe : elle convient donc à tous les hommes de même que tant d'autres pratiques de médecine nées dans les mêmes climats. Il faut donc l'adopter ; il seroit au moins déraisonnable de ne pas vouloir en essayer, & plus déraisonnable encore de la condamner sans l'avoir essayée : il ne faudroit pas se rébuter quand même les premières épreuves n'auroient pas paru favorables.

Ce seroit manquer à la société que de lui dérober un secours après lequel elle court à l'imitation d'un grand nombre d'hommes qui ont fait d'avance les épreuves & les réflexions nécessaires sur cet objet , puisqu'ils ne peuvent avoir aucun intérêt plus vif que de prendre le meilleur parti possible sur leur santé & sur celle de ce qui leur est nécessairement le plus cher dans le monde, leurs femmes, leurs amis, leurs enfans. Il ne nous reste qu'à jouir des fruits de ces épreuves, que nous nous réprocherons peut-être un jour de n'avoir pas faites des premiers.

En vain dira-t-on & fera-t-on répéter avec un soin artificieux, que l'Inoculation n'est bonne qu'à mettre la peste dans une ville & dans tout un Royaume, que c'est une raison suffisante pour l'exclure. Ces plaintes apretées viennent-elles des médecins ? ils abuseroient de leur ministère & de la confiance du public, en étendant les tristes idées de la possibilité d'une maladie pestilencielle, quand même elles sembleroient avoir quelque fondement : cette proposition est vraye : elle peut être prouvée par des exemples qui doivent être sacrés pour nous.

On a vû des médecins combattre avec cette noble élévation qui tranquilise le public épouvanté, les craintes fondées sur les effets réels ou prétendus des maladies les plus contagieuses

& même de la peste. Chirac s'est mis à la tête d'un parti puissant pour essayer de détruire ces craintes sources de tant de malheurs.

Chicoineau plein d'audace & de confiance arrive au milieu de la peste de Marseille, où tout un peuple égaré n'attend que la mort ; il calme tout par sa présence ; l'espérance & la santé rénaissent dès qu'il se montre avec plusieurs de ses confrères non moins décidés que lui.

Boyer vole au secours de sa patrie au moment où la peste y fait les plus grands ravages ; il ne craint pas de risquer sa vie pour sauver celle de ses concitoyens qui sentent enfin ranimer leurs esprits abatus.

Quels traits de la part de ces médecins ! & quels exmples à imiter ! à quel propos prétendrions-nous aujourd'hui nourrir & fomenter la pusillanimité de nos concitoyens ? par quelle fatalité voudroit-on nous mettre de moitié avec ces ames timorées qui flottent sans cesse dans une puérile & triste incertitude & qui ne se répaissent que de vaines frayeurs !

irions-nous , profitant de la foiblesse des hommes , batir notre réputation sur leurs paniques préjugés & nous nourrir avidement de leurs larmes dont nous devons tarir la source au lieu de les faire couler.

Loin de nous un pareil systême de séduction ou de basse adulation pour les foiblesses de nos frères. La crainte, l'inquiétude , le saisissement , les effets terribles de ces passions, sont les plus cruels de tous leurs maux. Nous devons les guérir & surtout les préserver de la peur.

Le mot de peste nous est interdit. Les mêmes loix qui défendent aux militaires de mettre l'allarme dans un camp, ou de fuir devant l'ennemi , nous défendent d'augmenter la terreur des sujets du Roi : il nous ordonne de veiller sur leur santé & sur le maintien de l'ordre public qui en dépend. En un mot un médecin qui ose annoncer la peste pourroit être traité comme un perturbateur du repos public.

Eh quoi la peste est par tout aujourd'hui ! elle nous assiége de tous les côtés ! elle est dans l'eau que nous buvons & qu'on n'osera bientôt plus boire sans que l'art l'ait préparée. La peste est dans la vaisselle de cuisine ; elle est dans nos caves, dans nos champs, dans l'air que nous respirons, dans les murs de nos apartemens ; il n'y a plus que des maladies contagieuses ; des épidémies, des maladies mortelles ? les poisons nous environnent de tous côtés ! les médecins ne font donc dans le monde que pour publier & exagérer ses malheurs ! Quel triste rôle veut-on leur faire jouer !

François rassurés-vous, votre sort, votre climat, vos mœurs sont faits pour porter envie aux autres habitans de la terre. Vos ancetres vous ont laissé un fonds de bonne constitution qu'il dépend de vous de mettre à son degré de perfection ; vous avés pour soigner votre santé & pour traiter vos maladies des hommes vigilans, doux, modérés, instruits, & qui ne vous laissent rien à desirer, ni rien à craindre.

Ils sont sans cesse occupés à com-

battre vos imfirmités toujours plus terribles lorfqu'on les voit de loin, lorfque l'ignorance en exagére les malheurs, ou lorfque de vaines crial-
leries qu'excite le menfonge en impo-
fent à la bonne foi & à la droiture de
vos cœurs.

S'il eft vrai que le nombre des refforts néceffaires aux mouvemens de la
vie, & furtout la délicateffe des parties
deftinées à entretenir le jeu des fenfa-
tions & le commerce entre l'ame & le
corps, nous expofent à de petits & de
fréquens dérangemens, il eft vrai auffi
que le nombre des malades & des
maladies mortelles & bien caractérifées,
n'eft pas auffi multiplié qu'on le publie
communément.

Les caufes journalières d'incommodités font journellement vaincues par
la nature qui veille à notre exiftence;
& fi la nature avoit à perdre fes
droits, ce ne pourroit être communément que dans les malades que la
peur auroit faifis, ou qui auroient
par malheur à faire à des Miniftres
de fanté dont le fyftême feroit de tour-
ner tout à leur profit en fe donnant

pour les maîtres de la vie. Le grand talent de ces personnages seroit de savoir à propos remuer la timidité, la délicatesse, les scrupules de leurs malades.

S'il est vrai que les loix de la société, la police des villes, les suites du commerce, nos mœurs en un mot, exposent les citoyens à s'incommoder quelquefois les uns les autres, & à se gérer jusques dans leurs habitations par rapport à leurs voisins, il est vrai aussi que c'est une convention, c'est un devoir reciproque à tous les hommes.

Quiconque négligeroit de le remplir essayeroit de rompre des liens indissolubles, & mériteroit d'être privé de tous les agrémens & de tous les droits de citoyen. Delà suit évidemment la nécessité de la contagion, ou de la communication des maladies, puisqu'il est invinciblement prouvé qu'il y en a dont le germe se transporte d'un lieu à un autre, comme les semences des plantes.

S'il est vrai que les médecins ont été plus à portée que tous les autres

hommes de connoître & de distinguer les suites de la communication
des maladies ; il est vrai aussi qu'ils
n'ont jusqu'à présent pû trouver aucune
méthode d'empêcher la contagion ; ils
ont taché de la modérer, ou de diminuer les effets des poisons que l'air
transporte d'un lieu à un autre. Pour faire
mieux qu'ils n'ont fait à cet égard, il
eut falu qu'ils trouvassent des specifi-
ques contre les poisons des maladies
encore flottant dans l'athmosphère ;
leurs lumières n'ont pu aller jusques là.

Il ne leur restoit d'autre ressource
que celle de proposer aux magistrats
de dissoudre les liens des citoyens, de
les écarter les uns des autres, de
détruire enfin les villes. Or ce projet
n'est qu'un projet chimérique que
les médecins n'ont jamais tenté, &
qui n'auroit pu être dicté que par des
esprits qui ne connoissent pas les loix
de la société, presque aussi nécessaire à
l'homme que la vie même. D'ailleurs
que gagneroit-on à tous les transports des
malades ! s'y prendroit-on autrement
si on vouloit perpétuer la contagion

& la répandre par tout ? on se recrie contre les inoculés qui quittent leurs maisons, & on voudroit transporter de rue en rue les malades qui ont la petite vérole naturelle.

Comment se sont enfin conduits les médecins ? le parti qu'ils ont pris semble naturellement devoir être le plus sage à suivre. Personne n'a dû être en droit de se plaindre lorsqu'on lui a donné pour modèle les médecins aussi amis de la vie que tous les autres hommes ; s'ils sont dévoués par état au service des malades, ils n'ont pourtant jamais eu à cet égard des liens qu'ils ne pussent rompre d'une maniere ou d'autre.

Quant à leur personne, ou ce qui régarde la conservation de leur propre individu, dans les lieux où regnoit une contagion, quelques médecins ont fui ces lieux : ils ont eu tort ; ils ont donné un mavais exemple : mais le plus grand nombre ont pris le parti de se roidir contre les obstacles & de s'exposer à toutes les causes communes & inévitables des maladies. ils ont opposé un courage héroïque aux plus cruelles peftes même ; leurs fentimens paffant d'un homme à l'autre , en ont fauvé un plus grand nombre que la fuite & les remédes. Tout homme eft foldat lorfque l'ennemi eft à la porte. Tout homme eft médecin dans des tems de contagion.

C'eft peut-être à l'exemple des médecins , que des peuples entiers font parvenus au point d'affronter les lieux où regne la pefte & de ne pas fe déconcerter lorfqu'elle eft dans fa plus grande vigueur. Tels ont été vraifemblablement les motifs mâles & bien réflechis des Turcs , auxquels on ofe réprocher aujourd'hui le courage qu'ils montrent dans des tems de pefte.

Eh quel parti voulés-vous qu'ils prenent ? croyés vous qu'ils n'ont pas épuifé toutes les reffources que vous leur propoferiés ? auffi citoyens qu'hommes , ils n'abandonnent pas leurs femblables auxquels ils font atta-chés par des liens qu'ils ne cherchent pas à rompre. Et vous les infultés ! que croyés vous qu'ils puiffent penfer des leçons que vous prétendés leur donner du fonds de vos cabinets ? imitez-les plûtôt ; encouragez vos concitoyens à profiter de leurs exemples dans l'occasion.

C'est ainsi qu'ont pensé plusieurs grands médecins qui ne regarderoient pas sans doute comme leurs successeurs, ceux qui par leurs propos & leurs écrits, ne cessent d'allarmer le monde sur les dangers des maladies contagieuses.

Appliquons tout ceci à la contagion de la petite vérole dont on parle tant aujourd'hui. Tous les médecins s'accordent à dire que la peur & le saisissement de ceux qui en sont attaqués, rendent cette maladie très-fâcheuse. La révolution corporelle qu'excite la frayeur & que quelques-uns ont nommé méchanisme craintif, n'est autre chose qu'un serrement universel, une constriction générale, une concentration des forces & des humeurs, une géne enfin qui empêche le dévelopement & la marche naturelle de la petite vérole.

C'est

C'eſt à cette cruelle & fatale révolution qu'il importe de remédier,
ſurtout dans les grandes villes : il faut
bien ſe garder d'en répandre & d'en
augmenter les cauſes ou les motifs :
la plûpart des citoyens deviennent par
leurs terreurs paniques, auſſi tremblans
que des enfans auxquels on parle de
ſpectres & de loup-garoux.

Ce qui regarde la contagion de la
petite vérole ne doit intéreſſer que
ceux qui ne l'ont point eue ; c'eſt
à eux à raiſonner ſur cet objet ; les
autres doivent ſe mettre à leur place ;
s'ils diſent qu'ils craignent de l'avoir
une ſeconde & une troiſième fois,
il eſt trop aiſé de leur répondre à
cet égard pour qu'ils puiſſent jamais
obtenir le droit de ſe faire mettre au
nombre de ceux qui courent évidemment les dangers de la contagion.
Parlons ſeulement dans ce moment-ci
à ceux qui n'ayant point eu la petite
vérole doivent craindre de l'avoir par
contagion, puiſqu'il eſt évident qu'elle
ſe gagn ecommunément par cette voye.

Parlons, par exemple, à tous les
habitans d'une ville qui n'ont point

Y

essuyé la petite vérole. N'est-il pas vrai qu'ils sont faits pour vivre les uns avec les autres, qu'ils ont entre eux des rapports qu'ils ne peuvent rompre sans rompre en même tems tous les liens de leur société, & sans ébranler de proche en proche les fondemens de leur ville. Il faut donc qu'ils se supportent, qu'ils se secourent, qu'ils pourvoient à leurs besoins reciproques, qu'ils conservent exactement les droits qu'ils ont les uns sur les autres.

Ils doivent savoir, quant à ce qui concerne la petite vérole, qu'ils l'auront tous ou presque tous, tôt ou tard ; ils ignorent par qui elle commencera, quand elle viendra, de quelle espèce elle sera ; ils doivent l'attendre à tout instant & dans toutes les saisons ; mais ils ne peuvent ignorer que tantôt elle se répand sourdement & d'un sujet à l'autre, que tantôt elle saisit un grand nombre de sujets à la fois ; que tantôt elle est de bonne espèce & quelquefois très-maligne.

Il est évident qu'en considérant les choses sous ce point de vue, tous les citoyens d'une Ville qui n'ont point eu la petite vérole, doivent se regarder comme étant continuellement entourés de venin & continuellement menacés de succomber à ses effets.

Le premier d'entre eux qui sera atteint de la maladie, sert, pour ainsi dire, d'avertissement aux autres : l'abandonneront-ils, & de quel côté fuiront-ils pour éviter la contagion ? ils ne savent point quel est le vent qui l'a apportée : ils ne savent pas si elle n'a pas déjà fait impression sur eux. Il faut donc qu'ils se livrent courageusement à tout ce qui peut arriver.

Voici la principale question sur la contagion. N'est-il pas permis à un des citoyens dont il est question, de se donner volontairement la petite vérole ? Quant à ce qui le regarde, il peut très-bien se hâter de sortir de la perplexité continuelle dans laquelle il doit être en attendant incessamment la contagion naturelle dont il sera affecté tôt ou tard.

Mais que peuvent dire les autres, n'ont-ils pas le même droit que lui? & ne seroient-ils pas fachés que quelqu'un voulut géner leur liberté fur cet objet. Que leur importe que la contagion qu'ils attendent à tout moment, leur arrive ou par les voyes ordinaires, dont ils ne peuvent pénétrer la marche, ou par une voye extraordinaire, telle que la volonté fpéciale & le choix d'un d'entre eux ?

Ce choix, qu'ils n'ignorent pas, les avertit encore mieux que la première vérole naturelle qui fe montre parmi eux : entièrement affujettis aux effets de la contagion naturelle, à laquelle ils s'attendent à chaque inftant, ils ne peuvent trouver mauvais que quelqu'un d'entre eux marque, pour ainfi dire, cet inftant.

La contagion naturelle & la contagion artificielle font parfaitement égales ou paralleles en partant du premier qui a eu la petite vérole naturellement, & du premier qui fe l'eft donnée artificiellement. Or comme il n'y a point de moment dans l'année où quelqu'un ne foit pris de la contagion naturelle ou qui ne porte en lui le vénin de la petite vérole plus ou moins prêt à fe déveloper, il n'en est point dans lequel chacun ne soit libre de se livrer à la contagion artificielle.

Plus on considére la question, plus on trouve des raisons favorables à la petite vérole artificielle. Ceux qui prétendroient qu'ils aiment mieux rester dans l'ignorance de leur sort & ne pas penser au tems auquel la petite vérole leur viendra, pourroient aisément être comparés à des enfans qui ne veulent pas savoir qu'on vieillit tous les jours, que l'âge de puberté fait des révolutions marquées, que le tems ou les femmes perdent leurs régles est un tems respectable pour elles, &c.

Je ne veux point, dira quelqu'un, risquer d'avoir la petite vérole, lorsqu'il plaira à mon voisin de se la donner. On lui répondra, êtes vous le maître de disposer du tems auquel vous devés l'avoir & où vos voisins risqueront de la prendre de vous ? Je prétens, dira un autre, que, lorsqu'on veut se donner la petite vérole, il faut qu'on quitte la ville, faut-il la quitter lorsqu'on l'a naturellement ? ou plûtôt ne faudroit-il pas la déferter à tout moment, puifque le vénin de la petite vérole roule fans ceffe dans fon enceinte ; & dans quel lieu vous cacher où la contagion ne puiffe aller vous trouver au moment même de votre arrivée ?

Si les nourrices, les femmes groffes, ou en couche, les étrangers qui font dans une ville, ceux qui font incommodés, ou qui ont quelqu'affaire preffante fe récrioient fur ce qu'on les expofe à la petite vérole dans un moment qui ne leur convient pas ; on leur répondroit que la petite vérole naturelle attaque tous les jours des perfonnes qui font dans les mêmes cas qu'eux, & que perfonne ne peut leur répondre qu'ils n'en feront point attaqués d'un moment à l'autre.

Je mets dans la même claffe ceux qui mourront fans avoir la petite vérole, ceux qui l'auront plus d'une fois en leur vie, foit qu'ils l'ayent d'abord gagnée par l'Inoculation ou autrement & ceux qui ayant été inoculés ne l'auront point. Toutes ces combinaifons rares & éloignées de la

loi générale, ne me paroiſſent propres qu'à fournir des prétextes à ceux
qui aiment les diſputes & les chicanes.
Il s'agit de raiſonner ſur ce qui arrive
le plus communément.

J'en dis à peu prés autant, de toutes
ces queſtions d'un très-petit détail,
qu'on fait au ſujet du vénin de la
petite vérole. On demande s'il vaut
mieux inoculer au bras qu'à la jambe,
par les véſicatoires ou par des playes;
s'il vaut mieux avoir recours à une
méthode par laquelle on a beaucoup de
boutons qu'à celle au moyen de laquelle on en a très-peu?

Ces queſtions ſuppoſent qu'on eſt
d'accord ſur le fonds, qui eſt de préférer l'Inoculation; c'eſt à ceux qui
pratiquent cette opération à répondre
à cette eſpèce de doutes, que le tems
peut ſeul diſſiper, lorſqu'on l'em-
ployera à faire les obſervations néceſſaires & non à diſputer. Le tems
& les épreuves étant de même, les
ſeuls moyens propres à décider juſqu'à quel point ceux qui ont eu la
petite vérole par l'Inoculation ſont
exempts de la petite vérole naturelle;

il faut fe preffer de faire des épreû-
ves qui feront utiles à nos neveux.

Il faut auffi renvoyer aux inoculateurs la réponfe à ces queftions tant
repétées : que devient le vénin introduit
dans le fang des inoculés qui n'ont
point la petite vérole ? & que devient
ce vénin, dans ceux qui le refpirent
continuellement fans en être affectés,
lorfqu'ils ont eu la petite vérole ? &
quelque fois même lorfqu'ils ne l'ont
point eue. Que deviennent tous les miaf-
mes, les poifons, les parties putrides
qui roulent dans l'athmofphère d'une
ville ? quel eft l'effet de tant de Mo-
phetes ou de lieux empoifonnés dont
les villes font remplies ?

On ne peut faire attention à la
crainte de ceux qui prétendent que
les inoculateurs portent fans ceffe le
vénin de la petite vérole avec eux :
car après tout, les médecins ne le
portent ils pas de même ; & par combien d'endroits ce poifon ne fort il pas
de la chambre d'un malade ? deman-
dra-t'on auffi fi on peut paffer dans fa
rue !

Quant à ceux qui réjettent l'Inoculation parce qu'ils font perfuadés que le vénin de la petite vérole introduit dans le fang peut être joint à quelque autre vénin, & qu'on peut même le mêler avec quelque poifon préparé, il faut que pour les mêmes raifons, ils ne mangent ni ne boivent ; ni ne prennent aucun médicament, car la boiffon, les alimens & les remédes peuvent être joints à des poifons : il faut auffi qu'ils réftent fans ceffe chez eux parce qu'ils peuvent être écrafés dans une rue : & fi la maifon qu'ils habitent tombe ! & fi la terre s'ouvre fous leurs pieds !

J'ai fuppofé jufqu'ici que la petite vérole naturelle & l'artificielle étoient à peu-près égales en tout ; c'eft-à-dire quelles fe réduifent à une maladie pour ainfi dire, néceffaire & naturelle, vive, fatiguante, laborieufe, mais dont la nature vient à bout par fes propres forces ; cependant je ne puis oublier qu'à prendre ainfi les deux petites véroles, l'artificielle a quelques avantages puifqu'elle eft moins fujette que la naturelle à marquer & cicatrifer le vifage, à laiffer des impreffions

sur les yeux, sur la poitrine, à être
suivie d'un plus ou moins grand nombre de dépots, de clous, d'abcès, de
glandes , d'une maladie de langueur,
d'une sorte de récidive.

On ne m'accusera pas d'exagérer
sur ce point ; & je conviendrai même
que le zèle des partisans de la petite
vérole artificielle, leur a fait oublier
les accidens qui l'accompagnent quelquefois.

Mais la petite vérole artificielle a encore d'autres avantages ; elle ne sur-
prend point comme la naturelle ; on
se la donne à volonté, au lieu que la
naturelle vient très-souvent fort mal à
propos, tant pour les malades que
pour ceux qui les environent. Voilà
une très-grande différence sans doute;
il faut y joindre l'utilité des préparations ; non que je pense que ces préparations soient aussi importantes, aussi
utiles qu'on le débite communément.

Je ne puis partager avec quelques inoculateurs les opinions dont ils
ont rempli les têtes, sur l'adoucisse-
ment prétendu des humeurs, sur la
diminution du sang faite à volonté,

fur l'espèce d'alimens avec quoi on nourrit les personnes qui se destinent à l'Inoculation : tout cela me frappe peu, parce que je ne sais pas comment il faut être pour avoir heureusement la petite vérole ; mais bien des gens en sont touchés ; la bonne opinion qu'ils ont des préparations augmente leur confiance pour l'Inoculation : je dois à cet égard m'en rapporter aux lumières des inoculateurs, seuls juges aujourd'hui recevables sur tous ces points.

Je m'en tiens à dire, qu'on prend la petite vérole artificielle quand on la veut, & que cette liberté, cette possibilité de choisir me paroit très-favorable à cette espèce de petite vérole ; j'aime à imaginer qu'on parviendra peu à peu à y assujettir tous les enfans, & voilà, ce me semble, le point le plus desirable pour rendre l'Inoculation aussi généralement utile qu'elle peut l'être.

Ce n'est pas tout : on sait par un trop grand nombre d'expériences, que la petite vérole naturelle est en général une maladie meurtrière, & les épreuves déjà faites prouvent que l'artificielle ne l'est pas, qu'on ne m'impute pourtant pas d'aller trop loin sur cet objet : je m'explique. C'est je crois donner une preuve d'inexpérience que de faire monter à un très-grand nombre les personnes que la petite vérole naturelle enleve. On a trop grossi ce nombre; on a trop abusé de la crainte des peuples ; on a trop augmenté cette crainte, & on a fait à mon gré très-mal de s'y prendre ainsi.

Il n'étoit pas question d'allumer l'enthousiasme dans des têtes foibles & timides ; elles ne cessent malheureusement de sémer ce poison lent ennemi de la vie, la timidité, le défaut de confiance ; les agitations que suivent une incertitude & une langueur mortelles; ces sources de malheurs ne font que trop multipliées surtout dans nos villes les plus policées; si on ne s'occupe point à les tarir, elles corrompront peu à peu la masse de nos François.

Les têtes les plus froides conviennent ainsi que des ennemis de l'Inoculation, que la mortalité de la petite vérole naturelle ne vient point tant de la maladie elle même, que de la mauvaise disposition des sujets sur lesquels elle tombe, & qu'enfin, (ce qu'il faut bien remarquer) si on ôroit du nombre des morts de la petite vérole, ceux qu'enlevent des épidémies, c'est-à-dire, des espèces d'accès ou de bouffées de contagion qui rendent souvent la petite vérole très-maligne, ce nombre ne seroit pas considerable.

D'après ces idées sages & mesurées, les médecins ont fondé leur plan de traitement concernant la petite vérole. Presque personne n'ignore qu'ils sont partagés entre eux sur cet objet important. Deux méthodes des plus contraires, celles des échauffans & des rafraichissans font deux partis puissans qui divisent les praticiens. Chaque malade de même que les législateurs qui veillent pour tous les sujets des républiques & des Rois, s'en rapportent à chaque médecin pour le choix de sa méthode.

Un troisième parti se présente, celui des inoculateurs : il promet encore plus de succès que les deux autres ; pourquoi faut-il qu'il soit moins libre qu'eux. Bien des citoyens s'attachent à ce parti : peut-on s'opposer à leurs vœux ? au moins ceux qui craignent les épidémies ; ceux qui ne savent pas s'ils seront bien disposés lorsque la petite vérole leur arrivera, sont ils en droit de se mettre, au moyen de la petite vérole artificielle, dans le cas d'éviter tout accident.

Les sujets cacochimes & mal disposés qui risquent, de l'aveu de tous les médecins, de périr de la petite vérole naturelle, ne doivent-ils pas s'empresser d'avoir recours aux inoculateurs, qui leur donnent les plus flatteuses espérances ?

Les bons sujets d'une ville, qui sont presqu'assurés de se tirer heureusement de la petite vérole naturelle, ont ils bonne grace à prétendre géner les sujets mal disposés ? veulent ils les forcer d'attendre tranquillement le glaive qui coupera le fil de leurs jours ? pourquoi veut on aussi forcer le monde à attendre de fatales épidémies ? qui voudroit être de moitié avec un médecin pour avoir fait renoncer à l'Inoculation un malade qu'emporteroit enfuite la petite vérole naturelle? quel nom donneroit-on à une pareille conduite? & quel feroit la honte, quels feroient les remords d'un médecin qui fe trouveroit dans ce cas?

Enfin on ne peut s'empêcher de convenir que le fyftême des inoculateurs eft au moins auffi foutenable, que celui des médecins qui traitent la petite vérole par une méthode chaude, ou de ceux qui la traitent par la méthode des adouciffans & des remédes froids. Pourquoi banir le premier fyftême fi on permet les deux derniers? après tout; on ne lui difputera pas d'être bon aux corps bien difpofés & bien fains; il paroit de plus, fi on lui donne une liberté entière, pouvoir réfifter aux épidémies; il peut être utile aux fujets mal conftitués en les préparant.

Les méthodes ordinaires de traitement font, de l'aveu même de leurs partifans, infuffifantes dans certaines épidémies malignes, qu'elles ne font pas affurément dans le cas d'empêcher; & elles ne peuvent réchapper les fujets mal difposés : elles font donc bien au deffous de l'Inoculation.

On répond à la prétention principale des inoculateurs, c'est-à-dire, à ce qu'ils avancent au fujet de leur methode, qu'ils croyent propres à fauver la vie à ceux que la petite vérole naturelle emporte; on y répond, dis-je, par des calculs. Les régiftres mortuaires de Londres prouvent, dit-on, que les morts de la petite vérole ont été en plus grand nombre pendant environ trente années pendant lefquelles on a inoculé, que pendant le même efpace de tems avant qu'on eut recours à l'Inoculation.

Comment accorde t'on ces calculs avec ce que les Anglois ont publié en comparant le nombre des inoculés avec celui des malades qui ont eu la petite vérole naturelle dans un hôpital ? Il paroît par ces liftes, qu'il en eft mort un grand nombre des derniers, tandis que ceux que l'Inoculation n'a pu fauver font en trop petit nombre pour faire quelqu'impreffion eu égard à la quantité des malades inoculés, ou attaqués de la petite vérole naturelle.

D'ailleurs à qui perfuadera-t'on que les Anglois foyent fi peu inftruits de ce qui fe paffe fous leurs yeux ! bien loin de s'être apperçus des ravages prétendus de l'Inoculation, (ce qui les auroit fans doute portés à banir cette méthode), ils ne ceffent au contraire de la pratiquer tous les jours : on dit même qu'il n'y a plus à Londres un médecin de nom qui foit oppofé à l'Inoculation ?

Il eft raifonnable de penfer que les Anglois fe conduifent mieux chez eux, fur un fait de calcul , que ceux qui prétendent les ravifer, fur ce qui régarde leurs propres régiftres ; ils doivent en connoître la valeur & la fidélité. Tous les peuples qui pratiquent l'Inoculation depuis longtems font dans le même cas que les Anglois.

Pourquoi au refte aller s'embrouiller dans des calculs difficiles à faire & qui peuvent induire à erreur ? Jettons feulement les yeux fur la lifte de ceux qui ont été inoculés parmi nous , par Mr. Tronchin , par Mr. Jatti & par Mr. Hofti. On peut défier quelque médecin que ce foit de fournir (en pla-

çant les malades de ſuite, comme il
les a vus & traités,) une pareille
liſte de gens à peu près de la même
eſpèce, à peu près du même âge, du
même tempérament, de la même ville, qui ayent vecu à peu près de la
même maniere, & qui ſoyent guéris
ſans aucun accident.

Un connoiſſeur qui ouvrira les liſtes
des inoculateurs pourroit preſque de-
viner ceux qui ſeroient morts de la
petite vérole naturelle : il en eſt qui
ont perdu preſque tous leurs parens
de cette maladie depuis longtems
fatale à leur ſang & l'on s'étonne que
l'Inoculation trouve des partiſans & des
protecteurs.

J'ai dit que les calculs ſur les re-
giſtres mortuaires peuvent induire à erreur, & je le prouve. Suppoſé qu'il
ſoit mort cent ſujets de la petite vérole naturelle pendant l'eſpace de dix
ans avant l'Inoculation, & qu'il en
ſoit mort cent dix de la même maladie pendant dix années d'Inoculation, comment établir ſur ce fait iſolé,
un principe qui puiſſe être de quel-

que utilité pour éclairer la queſtion ?

Premièrement il faut ſavoir ſi la petite vérole naturelle qui a regné pendant les dix années avant l'Inoculation, & pendant les dix ans où l'on a fait cette opération, a été de la même eſpèce également bénigne ou maligne.

En ſecond lieu, il faut établir que le même nombre de ſujets préciſément a été attaqué de la petite vérole pendant les deux dixaines d'années ; car le calcul porte à faux, s'il y en a eu moins pendant les dix années qui ont précédé l'Inoculation. S'il y a eu pendant le tems de l'Inoculation , plus de petites véroles, eſt-il ſurprenant qu'il y ait eu plus de morts ? or les ennemis de l'Inoculation qui ſoutiennent qu'elle augmente la contagion doivent ſoutenir auſſi que lorſqu'elle a été en uſage, il y a eu plus de petites véroles que quand elle ne l'étoit pas.

Troiſièmement il faudroit de même ſavoir ſi pendant les deux dixaines d'années les ſujets qui ont été attaqués de la petite vérole ont été en nombre égal par rapport à l'âge, par rapport au sexe, par rapport au tempérament, & surtout par rapport à la constitution particulière qu'on sait être favorable ou défavorable à la petite vérole.

En quatrième lieu, s'il y a eu plus de morts pendant les dix années de l'Inoculation comment prouvera t'on qu'il n'y a point eu pendant ces dix années plus d'épidémies que dans les années précédentes ?

La petite vérole est communément très-bénigne à Montpellier ; elle y fit des ravages affreux en 1744. Cette année en la comptant ou en ne la comptant pas, pourroit servir à faire deux calculs bien différens, sur le nombre des morts de la petite vérole à Montpellier.

Il paroît qu'on ne peut faire un calcul utile sans tous ces éclaircissemens, que les regiftres mortuaires ne fourniffent pas. Au reste on fait que les inoculateurs oppofent à cet égard calcul à calcul ; & le leur n'eft certainement pas moins féduifant que celui des ennemis de l'Inoculation.

Tout concourt enfin à prouver aux yeux d'un philofophe, que la méthode de l'Inoculation mérite la préférence, ou du moins qu'elle doit être admife ou tolérée. Un particulier doit la defirer pour lui, puifqu'il rifque moins pour fa vie, de l'aveu même de quelques-uns des plus forts ennemis de cette méthode. Un père de famille eft plus affuré de conferver un plus grand nombre d'enfans par l'Inoculation. Le Roi peut par la même méthode fauver la vie à plufieurs de fes fujets.

Enfin cette méthode doit être d'autant mieux accueillie, qu'elle exclura pour toujours des difputes, fur la méthode échauffante & la méthode rafraichiffante, dont, fi on s'en rapporte aux auteurs les plus graves, les effets font fouvent très-pernicieux. N'eft-il pas heureux qu'on trouve un moyen propre à banir deux opinions pareilles : qui font la preuve la plus convaincante de l'embarras des médecins, auxquels l'Inoculation tend une main favorable ?

On peut confulter fur tous ces points & beaucoup d'autres, les ouvrages des protecteurs de l'Inoculation : je m'en rapporte furtout à la manière dont ces matières font difcutées dans le Journal de Médecine , ouvrage utile & néceffaire, dont l'auteur plein de zèle & de lumières a adopté l'Inoculation après un examen réflechi : il fe fait un devoir d'entrer fur cet objet dans un détail très-circonftancié : il vaut mieux que j'en confeille ici la lecture que fi j'allois le copier.

Au refte, il n'y a aucune méthode, aucune pratique de médecine qui foit plus folidement établie que celle de l'Inoculation : je veux dire que les mêmes raifons qui déterminent ordinairement les médecins à adopter dans une maladie un reméde plûtôt qu'un autre, doivent le déterminer à préférer la petite vérole artificielle, à la petite vérole naturelle.

Je dis plus ; les ennemis de l'Inoculation ne prennent pas garde qu'on pourroit employer contre la médecine en général les mêmes armes qu'ils effayent contre l'Inoculation. Je ne crois pas qu'ils trouvaffent leur compte à entrer dans cette lice avec un médecin philofophe bien inftruit.

Je fouhaiterois que quelques-uns d'entr'eux euffent fait cette reflexion avant de produire leurs doutes, leurs idées, leurs raifonnemens, & leurs calculs contre l'Inoculation : ils fe feroient moins expofés à des réproches pareils à ceux qu'a fait aux médecins un ingénieux auteur. „ Leur bonté (dit-il) eft dure, „ leurs fecours font cruels, leur fa- „ miliarité eft impérieufe". Les amateurs de l'Inoculation femblent être plus à l'abri de ces reproches que fes ennemis.

CHAPITRE HUITIEME

Les Médecins Législateurs ou Juristes.

§ I.

Rapports de la justice & de la médecine. Exemples tirés de l'Ecriture qui prouvent ces rapports. Il en reste des traces dans l'histoire des Egiptiens, dans celle des Grecs, & celle des Romains. Des Archiatres, & des Comtes des Archiatres ou premiers médecins des Empereurs ; ce qu'en dit Cassiodore, auteur du sixième siecle de l'Eglise.

LA Déesse Thémis, suivant d'anciennes traditions payennes, donna les premières loix aux mortels ; ces loix contenoient sans doute des régles pour

pour celui de maladie. Apollon père
de la médecine faifoit la fonction de
Thémis lorfqu'il rendoit fes oracles.
La juftice & la paix filles de Thémis
ne pûrent manquer de s'occuper de la
fanté & des maladies. La figure de
la juftice qu'on repréfentoit avec un
regard févére & un certain air qui
imprimoit le refpect, rapelloit la gra-
vité de la médecine : aux armes
près qui marquent la fouveraine puiffance de la juftice, fes attributs con-
venoient affez à notre art ; elle ne
pouvoit furtout obtenir de Jupiter
l'augmentation ou la diminution des
calamités publiques, fans que la médecine y entrât pour quelque chofe.

Telle fut dans le fiécle d'Aftrée,
ou fuivant l'efprit du Paganifme, la
liaifon intime de la juftice avec l'art
de conferver la fanté, & celui de
guérir les infirmités inféparables de
l'humanité.

La raifon feule, en écartant toutes
ces idées fabuleufes & toutes les
méthaphores, prouve cette liaifon.
A peine l'enfant eft il formé dans le
ventre de fa mère que la juftice veille

Z

sur son sort en empruntant les yeux de la médecine : elle les emprunte de même lorsqu'elle reçoit & conserve le dépot d'un citoyen qui vient de naître ; elle le suit dans tous les âges dont la médecine marque les différens termes & les diverses révolutions ; elle veille sur ses alimens, sur ses maladies, sur ses habitations par les moyens que lui fournit notre art.

La justice en appelle à nos décisions lorsqu'il s'agit de juger des effets des poisons, des playes, & de mille autres accidens ; elle n'est enfin tranquille sur son sort que lorsque la médecine en répond ; elle ne lui laisse prendre aucun engagement que lorsqu'elle est assurée de l'état de sa santé, les mariages, les vœux de réligion, les testamens, les successions ; tous ces objets & tant d'autres dont la justice s'occupe journellement, sont à bien des égards du ressort de la médecine.

L'histoire vient au secours de la raison. Moyse le premier des Législateurs, avoit d'abord accoutumé de faire assembler le peuple auprès de lui : il jugeoit toutes les disputes

qui pouvoient survenir, & il éclair-
cissoit les doutes parmi lesquels il
y en avoit sans doute quelqu'un sur
des matières de médecine. Moyse
établit ensuite un tribunal inférieur :
il lui donna des loix où il s'en trouve quelqu'une sur des questions médicolégales. Il y est fait mention „ des
„ coups que peut recevoir une fem-
„ me grosse, de la fausse couche qui
„ peut s'ensuivre & de la punition
„ due à ce crime".

Il y a même des interprétes qui prétendent que la loi est exprimée de
manière à distinguer le produit de la
fausse couche, c'est-à-dire, qu'elle indique que le fetus peut être en vie & formé ou bien non entièrement formé ;
ce qui fait une différence dans le
crime de celui qui a porté le coup
à la femme. Le détail des circonstances
qui peuvent avoir trait à cette loi, est
entièrement du domaine de la médecine, sans laquelle aucun juge ne par-
viendroit à une instruction complette
sur ces matières.

„ Si de deux hommes qui se sont
„ pris de querelle (dit Moyse dans

» l'Exode) l'un est blessé de manière
» à être obligé de garder son lit &
» qu'il puisse se lever ensuite & mar-
» cher même avec le secours d'un
» bâton, alors celui qui aura frappé
» ne sera pas puni comme coupable
» d'un homicide, mais il sera con-
» damné aux dépens & à payer les
» médecins qui auront été appellés".
Ces médecins qui avoient d'abord
soin du malade étoient ensuite chargés de faire le rapport de la maladie, & le juge donnoit sa sentence.

On sent combien il étoit facile
aux médecins de sauver ou de faire
punir un coupable, en décidant si le
coup qu'il avoit porté étoit mortel ou
non. Les auteurs modernes sont pleins
de réflexions & d'observations sur ce
qui regarde les playes mortelles ou
qui ne le sont point, & ce n'est
qu'en conséquence de ces réflexions
que le juge peut prononcer : il partage alors sa fonction avec les médecins.

Les loix concernant la lèpre, con-
tenues dans le Lévitique ne sont qu'une
suite d'observations de médecine les

plus fcrupuleufes : on ne peut les lire
fans fentir qu'il faloit être médecin
pour les entendre, pour les expliquer,
& pour les commenter, comme il
faloit l'être auffi pour faire ces loix.
On doit en dire autant des loix pour
les vierges, pour les femmes en couche ou autrement & pour les hommes
fujets à des incommodités que les médecins peuvent feuls connoître & juger.

Tout cela indique le rapport intime de la médecine & de la juftice
chez le peuple Juif ; nous avons
parlé ailleurs de fon rapport avec le
facerdoce ; or la juftice fut longtems
dévolue aux Prêtres chez le même
peuple. Ainfi la réligion, les loix & la
médecine contenoient le corps de la
fociété & en dirigeoient les refforts.

On trouve dans l'hiftoire prophane
bien des traits qui démontrent que
les nations anciennes avoient fort apro-
fondi les queftions médicolégales. En
voici des plus finguliers. 1°. Une loi
défendoit aux médecins Egiptiens
d'effayer d'aucun remède particulier
ou nouveau : il faloit fuivre le code

aprouvé par les Légiflateurs dans le traitement des maladies. 2°. Une autre loi, non moins fingulière, ordonnoit aux Siriens d'obéir aux médecins ; il n'étoit pas permis de fe fouftraire à leurs décifions.

Voilà deux loix médicinales bien outrées, ceux qui avoient fait la première étoient plus juriftes ou plus Légiflateurs que médecins : ils prétendoient affujettir à une régle conftante la variabilité effentielle à la médecine. Ceux qui firent la deuxième loi étoient plus médecins que Légiflateurs : ils facrifioient la liberté & même la vie des malades aux idées des médecins.

Laquelle des deux loix valoit le mieux ; ou plûtôt quelle étoit la plus extravaguante ? l'une faifoit des médecins autant de tyrans, l'autre en faifoit autant d'efclaves : il eft fort douteux qu'ils euffent été confultés pour la promulgation de la première loi ; les jeunes s'y feroient oppofés de toutes leurs forces.

Les médecins avoient été vraifemblablement confultés pour la feconde loi ; mais fûrement ceux qui avoient

quelque expérience ne l'avoient pas
conseillée : celle-ci pouvoit plaire aux
jeunes, comme la première plaisoit
aux vieux. Il est vrai aussi que l'envie
de dominer plus ou moins enracinée
dans la tête des médecins devoit rendre leur avis différent.

Les Grecs furent trop instruits &
acquirent trop d'expérience dans toutes
les parties de la philosophie, & dans
la science de conduire les hommes pour
ne pas appercevoir les lumières nécessaires que la phisique & la médecine répandoient quelquefois sur les
loix. Ils firent la comparaison d'une
maladie avec une affaire civile ou cri-
minelle dans laquelle se trouvoient le
juge, le défenseur, & la partie accusée. Le mot crise qu'ils nous ont laissé
est un terme du bareau : ils consi-
déroient le malade comme l'accusé,
la nature comme le défenseur, & le
médecin comme le juge.

Une femme grecque étant accusée
d'adultère, parce qu'elle avoit mis au
jour un enfant qui ne ressembloit pas
à son mari, Hippocrate trouva le
moyen de tirer cette femme des liens

Z 4

de l'accusation. Cet exemple conduit naturellement à trois réflexions. 1° il prouve que la voix des médecins étoit écoutée & qu'elle étoit d'un grand poids dans des cas semblables à celui-ci.

2°. Hippocrate dût jouir d'une satisfaction bien complette pour un honnête homme, en arrachant aux dents malignes de la calomnie une accusée qui n'avoit vraisemblablement d'autre tort que celui de n'avoir pû éviter les soupçons d'un mari ombrageux & brutal. Ce père de la médecine traça dans cette occasion comme en tant d'autres, la voye que doivent à jamais suivre les médecins; il les assujettit à prendre autant que faire se peut le parti des accusés, au lieu de les accabler par les ressources que fourniroit leur art conjectural.

L'opinion que professoit Hippocrate sur la génération l'auroit aisément conduit à rendre cette femme fort suspecte de crime, puisque les yeux, le nés & les autres parties de l'enfant étoient suivant lui faites aux dépens des parties du père & de la mère. Hip-

pocrate renonça à fes idées : il fe fen-
tit pénétré de l'horreur que lui inf-
piroit le rôle d'un mari délateur &
accufateur. de fa femme : la délation
& l'accufation étoient évidentes ; le
crime de la femme ne l'étoit point :
c'en fut affez pour une ame comme
celle d'Hippocrate. Ainfi les médecins
fe deshonoreroient, s'ils fe laiffoient
égarer dans des routes que la paffion
d'un calomniateur effayeroit de leur
tracer, par une fuite de raifonnemens
captieux & fans un fondement évident.

3°. Quelle étoit donc la férvérité
des loix grecques qui exigeoient que
les enfans reffemblaffent aux maris des
mères! ces loix, fi elles n'étoient pas
barbares, étoient affurément trop raf-
finées : elles pouvoient fervir d'une
forte de reffource à l'infatiable ardeur
des accufateurs; ils aiment à fe forger
des monftres pour les combattre ; ils
s'égarent dans des matières & des détails auxquels l'imagination peut à
peine atteindre : ils fe plaifent à donner du corps à des idées fantaftiques,
& à groffir vis-à-vis des juges & du

public les erreurs & les crimes qu'ils croyent appercevoir dans ceux qui font l'objet de leur haine ; mais le bonheur de n'avoir fu plaire à ces hommes farouches & paffionnés , eft ordinairement pour les accufés un gage de leur innocence, & de la bonne opinion du public.

Les loix romaines font fort étendues fur tout ce qui regarde la médecine en général ; mais rien n'intéreſſeroit autant la médecine légale que l'hiſtoire des Archiatres, efpèce de médecins très-diſtingués parmi les Romains ; s'il étoit bien prouvé que les principaux ou les premiers d'entr'eux étoient les juges de leurs femblables & vraifemblablement de la plûpart des queſtions médico-légales.

Il paroit, ſi on en croit Caſſiodore, que toute l'autorité fe réuniſſoit quelquefois fur la tête du Comte des Archiatres ou premier médecin des Empereurs : cette police avoit principalement lieu fous les Rois Goths, fuivant la remarque de Le Clerc, qui n'aprou-voit pas qu'on eut introduit dans la

médecine un gouvernement defpoti-
que ou monarchique.

On ne peut douter que la medecine n'ait été fur un très-grand pied
fous quelques Empereurs romains. Les
médecins furent fouvent élevés à la dignité de Comtes & de Ducs ; les
Archiatres , les Comtes des Archiatres
ou premiers médecins des Empereurs
avoient de grandes prérogatives ; mais
on fait tout cela fans Caffiodore , & je
ne penfe point qu'il faille s'en rapporter entièrement à tout ce qu'il avance.

Il me femble que Le Clerc ainfi que
d'autres hiftoriens, ont paru faire trop
de cas de la formule de cet Auteur:
voici ce que Le Clerc en conclut, fuivant les expreffions de la formule même. ,, Une preuve que l'on néglige
,, entièrement le bien de la fociété,
,, c'eft qu'il n'y ait point de juge é-
,, tabli dans la médecine... nous vous
,, honorons (ajoute la formule) de
,, la dignité de Comte des Archiatres
,, afin que.... tous ceux qui auront
,, quelque différend par rapport à la
,, médecine s'en remettent à votre dé-
,, cifion; vous ferés l'arbitre d'un art

Z 6

,, honorable & le juge de toutes les
,, contestations, &c. ''.

Un autre historien va plus loin que
Le Clerc : il dit que ,, dans la formule
,, de réception ou de prestation de
,, serment qui étoit d'usage & que
,, Cassiodore a conservé, l'Empereur
,, donnoit à son médecin un pouvoir
,, fort étendu sur sa personne...... les
,, autres (disoit l'Empereur, suivant la
,, formule de Cassiodore) nous ser-
,, vent à titre de soumission & vous à
,, titre de supériorité. Vous pouvés
,, nous assujettir à votre volonté, com-
,, battre nos gouts, nos passions, nous
,, contredire, enfin avoir sur nous un
,, pouvoir égal à celui que nous avons
,, sur les autres ''.

Ainsi un premier médecin étoit,
suivant la formule de Cassiodore, le
monarque de la médecine, & il ré-
gnoit même sur les Empereurs. Mais
pourquoi prendre au positif le ton fi-
guré & hiperbolique de Cassiodore ?
voici ce que c'est que la formule ; il
nous en instruit lui-même dans la pré-
face de son ouvrage.

,, J'ai ramassé tout ce que j'ai trou-

„ vé dans des actes publics que j'avois
„ dictés du tems de ma Magistratu-
„ re... j'ai recueilli dans deux livres les
„ formules de toutes les dignités....
„ Ce · que j'ai dit des choses passées
„ conviendra aux choses futures... je n'ai
„ rien dit des personnes; mais j'ai ex-
„ pliqué ce qui paroissoit convenable
„ aux places dont je parlois".

Ces expressions me font soupçon-
ner que les formules de Cassiodore &
notamment celle de réception du premier médecin de l'Empereur ne font
que des espèces d'exemples qu'il a voulu donner, ou des petites dissertations
faites exprès pour grossir son ouvrage,
comme ces harangues que les historiens
attribuent à leurs heros & comme ce tas
de formules de médecine faites par
des Auteurs qui n'ont jamais vu des
malades.

Il ne faut donc pas avancer que la
formule de Cassiodore „ étoit d'usage
„ & qu'il l'a conservée" ce seroit assurer
une chose sans aucune preuve; d'autant plus que cet Auteur même se plaignoit de ce qu'il n'y avoit pas de juge
établi sur la médecine. Il ne faut pas

au moins faire parler Cassiodore „ vous „ avés sur nous un pouvoir égal à ce-„ lui que nous avons sur les autres". C'est ainsi, dit-on, que l'Empereur s'exprimoit en recevant son premier médecin ; mais Cassiodore fait dire à l'Empereur „ „ vous pouvés exercer sur ma per-„ sonne un pouvoir que l'on n'aprou-„ veroit pas que j'exerçasse sur les au-„ tres ".

Cette traduction conserve un peu la dignité de l'Empereur, & on ne peut pas en conclure que Cassiodore le fit précisément parler comme Molière faisoit parler le malade imaginaire. Il en seroit autrement, supposé que l'Empereur eut donné à son médecin tout pouvoir sur sa personne. Si jamais quelqu'Empereur a prononcé cette formule il a dû bien rire.

L'historien qui la rapporte avec grand plaisir est le même qui prétend qu'il faloit être médecin pour arriver à la Royauté chez les Juifs. Si un Empereur romain s'étoit formé aux écoles de médecine & qu'il eut exercé cette profession, auroit-il approuvé la formule de reception de son premier

médecin ? lui auroit-il donné toute
puiſſance ſur ſa propre perſonne ?

Cette demande rappelle une remarque faite par Pitcarne médecin très-con-
nu du dernier ſiécle ; il eſt en peine
de ſavoir „ ſi la plûpart des médecins
„ compteroient aſſez ſur leur doctrine
„ pour croire leur bien fort aſſuré ,
„ ſuppoſé qu'il le fut autant que leurs
„ principes de médecine".

„ Lorſqu'un Comte des Archiatres
„ mouroit, on ne pouvoit lui en ſubſ-
„ tituer un autre que ſur le témoigna-
„ ge au moins de ſept de ſes plus an-
„ ciens confrères.... ainſi (ajoute l'Au-
„ teur dont j'emprunte les expreſſions)
„ il étoit d'autant plus honorable de
„ porter le titre (de Comte des Ar-
„ chiatres ou d'Archiatre d'une ville
„ ou du palais) qu'on n'en étoit réde-
„ vable ni à l'intrigue ni à la cabale,
„ ni à la baſſe flaterie mais toujours
„ au mérite".

Si tout cela eſt vrai, ſi cette loi fut
telle qu'elle eſt énoncée, & qu'elle fut
un moyen ſûr de banir l'intrigue,
la cabale, la flaterie, & de faire toujours briller le mérite, on pourroit

demander à l'Auteur qui parle ſi poſitivement, pourquoi Galien ne fut jamais ni Archiatre, ni Comte des Archiatres, lui qui avoit plus de mérite que tous les Archiatres de l'Empire romain? pourquoi ces électeurs ſi juſtes furent ils les ennemis de Galien & l'exclurent-ils de toutes les petites places de leurs ſociétés?

Au reſte tout le monde ſait que les premiers médecins des Rois de France ont conſervé le nom de Comtes des Archiatres; ils ſont d'ailleurs Conſeillers d'état, ce qui donne à leur place quelques rapports avec celle des premiers médecins des Empereurs romains.

§ II.

Les Cours Souveraines chargées de tout ce qui regarde les queſtions médicolegales dans notre ſiécle. La puiſſance donnée à ces Cours par nos Rois : elles ſuivent la loi & l'expérience : la liberté qu'elles donnent ſur certaines queſtions, par exemple ſur les honoraires des médecins & des inoculateurs.

LEs loix modernes ont aſſujetti la médecine & tout ce qui en dépend, à l'autorité des Rois & à celle des cours ſouveraines prépoſées pour veiller ſur les membres de la ſociété, de même que ſur ſes différens corps. Notre ſiécle a vû développer une juriſprudence médicinale beaucoup plus étendue que celle des anciens. C'eſt en Allemagne que cette médecine lé-

gale a pris une forme conftante : les auteurs qui l'ont cultivée font prefque
tous allemands.

On met cependant au premier rang,
parmi les médecins-légiftes, Paul Zac
chias Italien & médecin du Pape In
nocent X. Il a publié un excellent ou
vrage, fous le nom de queftions mé
dicolégales; c'eft une efpèce de cod
d'un grand ufage parmi nos magiftrats : des découvertes fur la phifique
& fur l'anatomie faites depuis cet auteur, rendent quelques unes de fes
décifions un peu obfcures & même
inutiles; il importe aux Juriftes, de
prendre un médecin pour guide, dans
l'ufage qu'ils veulent faire de l'ouvrage de Zacchias.

Il faut en dire autant des ouvrages
de Bohn, d'Alberti, de Valentin auteurs
célébres, qui ont travaillé de concert
avec plufieurs autres Allemands, à la formation d'un corps de médecine légale.
Ils étoient la plûpart médecins & par
conféquent ils parlent un langage fort
étranger aux Juriftes ordinaires.

Quant à ce qui nous concerne, peu
de François fe font occupés de ce droit

médicinal ; nous n'avons point d'auteur qu'on doive jufqu'ici préférer à Ambroife Paré : il a fait des obfervations précieufes avant la plûpart de ceux qui brillent aujourd'hui fur ces queftions.

Mr. Verdier également inftruit dans la connoiffance des loix & dans celle de la médecine, vient de publier un ouvrage important fur la jurifprudence de la médecine en France. Il reveillera dans le Royaume cette forte d'étude qui y étoit un peu négligée : il infifte „ fur l'hiftoire des établiffemens, re-„ glemens, police, honneurs, droits „ & priviléges des trois corps de mé-„ decine, avec les devoirs, fonctions „ & autorité des Juges à leur égard".

Il faut efpérer que Mr. Verdier ne s'en tiendra pas à cette hiftoire générale des formes fur lefquelles les Légiflateurs peuvent varier, & qu'ils peuvent modifier diverfement, comme cela eft arivé dans les divers fiécles & dans les divers états.

Il s'agiroit de faire un corps de doctrine raifonnée fur les chefs principaux auxquels fe réduifent tous les cas

qui peuvent fe préfenter à un Juge
au fujet des queftions médicolégales,
c'eft-à-dire, tous les cas dans lefquels le
Juge doit avoir recours à la médecine
pour porter un jugement éclairé; enfuite tout ce qui peut avoir trait aux
moyens de donner à la médecine la
meilleure forme poffible. Voilà quel
feroit le vrai code du droit médicolé-
gal, & quel eft l'objet digne des lumières & des talens de Mr. Verdier.

» La caufe de la transfufion du fang
» qui étoit curieufe & extraordinaire,
» fut folemnellement plaidée le 2e.
» Janvier 1670. en l'audiance de la
» Grand'chambre du Parlement de
» Paris... les medecins efpéroient que
» la cour renveroit pardevant eux pour
» donner leur avis.... mais l'on jugea
» fans qu'il fut befoin de leur avis,
» ni fans entrer dans le détail de la
» queftion par des raifons de police,
» de bienféance & d'honnêteté, & par
» les abus & inconvéniens qui pou-
» voient arriver.... Défenfes furent fai-
» tes à tous médecins & chirurgiens

„ d'exercer la transfusion du sang à pei-
„ ne de punition corporelle.

„ Cela marque l'étendue du pouvoir
„ de la justice & de la cour , & que
„ toutes matières sont de sa conoissan-
„ ce, & que sans être obligée d'exa-
„ miner les raisons qui dépendent de
„ l'art & des sciences particulières,
„ elle peut se déterminer par des rai-
„ sons générales & supérieures".

Tel est le degré de l'autorité confiée
par nos Rois à leurs Cours Souveraines, concernant la médecine. Cette autorité qui peut tout permettre & tout
défendre aussi, pése murement les questions sur lesquelles elle prononce : elle
en laisse plusieurs à la décision des citoyens eux-mêmes : la médecine a besoin de cette sorte de liberté autant
que toutes les autres sciences. Consul-
tons la jurisprudence du Parlement
de Paris au sujet de cet art qui vole
sur les ailes du génie, & auquel il est
si difficile de donner un frein convenable. Rapellons ce que disoit le célébre
Talon en 1644.

Ce magistrat parlant en la cause de
Renaudot médecin étranger, contre la

faculté de médecine de Paris, s'étend beaucoup sur les principes & les fondemens de la médecine: il prouve qu'il avoit lu Montaigne & Pline; il n'oublie pas les bons mots d'Aristophane & d'Arthémidore contre les médecins; celui-ci les comparoit à des fangsuës; celui-là disoit qu'ils n'étoient pas bons à grand chose. On lit avec plaisir toutes ces discussions faites par main de maître : la Cour les approuvoit dans la bouche d'un grand homme.

Il dit notament ,, nous demeurons ,, d'accord qu'il ne faut ôter aux par- ,, ticuliers la liberté de faire dans leurs ,, maisons ce que bon leur semble, ,, se servir du secours & de l'industrie ,, de ceux qui leur sont agréables; ,, mais.... cette liberté particulière est ,, tempérée par le soin des magistrats ,, en la même sorte que la sagesse & ,, la prévoyance d'un médecin trompe l'impatience & l'imagination de ,, son malade, auquel il fait cacher ou ,, refuser les viandes qui lui seroient ,, nuisibles... Socrate.... soutient que la ,, justice & la loi ne consistent pas seule-

„ ment dans l'égalité particulière, mais
„ dans une prévoyance publique, la-
„ quelle méprife quelquefois les fenti-
„ mens de la nature".

Or quelles font les voyes les plus
générales que fuivent les magiftrats pour
tempérer la liberté particulière de chaque citoyen, au fujet de la médecine ?
ou plûtôt fur quels motifs portent leurs
décifions, dans certaines queftions qui
peuvent avoir trait à la médecine ?
fur l'expérience, dit le Journal du Palais.

„ On fait que les fciences font nées
„ de l'expérience.... cette propofition
„ fe vérifie encore plus facilement dans
„ la médecine qui n'eft fondée que
„ fur l'expérience....... Hippocrate.......
„ pofe pour principe... que la médeci-
„ ne dépend entièrement de l'expérien-
„ ce, que c'eft d'elle qu'elle doit ti-
„ rer fes conféquences & former fes
„ raifonnemens".

„ En defcendant dans la difcuffion
„ des textes particuliers qui ont expli-
„ qué la manière de décider les quef-
„ tions qui ont quelque liaifon & quel-
„ que dépendance avec la médecine,

„ nous trouverons qu'à cet égard on
„ s'est plûtôt fondé sur l'autorité de
„ l'expérience que sur les raisons de
„ l'école. Nous avons sur ce sujet deux
„ loix fameuses".

„ Pour la décision de ces deux ques-
„ tions (les Jurisconsultes Paul & Ul-
„ pien) ne consultent pas les médecins
„ de leur siécle ; mais ils s'en raportent
„ au témoignage irréprochable d'Hip-
„ pocrate.... & on peut dire que ces
„ grands jurisconsultes n'ont pas tant
„ suivi le sentiment d'un homme en
„ particulier que la lumière de l'ex-
„ périence sur laquelle Hippocrate s'est
„ toujours fondé.

„ Si l'on veut se servir de la con-
„ séquence que quelques Docteurs ont
„ tirée de ces deux loix & prétendre
„ qu'on doit consulter les médecins
„ dans les questions qui ont quelque
„ rapport avec la médecine, on ne
„ peut diviser ces loix , & l'on doit
„ prendre la disposition toute entière.
„ Or comme elles ne sont appuyées
„ sur l'autorité d'Hippocrate, que parce
„ qu'il s'étoit lui même fondé sur la
„ foi de l'expérience... il s'ensuit que
les

„ les avis des médecins qui font con-
„ traires à l'expérience ne peuvent être
„ d'aucune confidération".

Nous trouverons dans la fuite de
ce Chapitre l'occafion de faire ufage
de ces principes ; ils rappellent la Jurifprudence du Parlement de Paris fur
quelques queftions de médecine ; nous
en ferons l'application à l'Inoculation.
Arrêtons-nous un inftant fur une de
ces queftions qui regardent plus précifément les Inoculateurs comme médecins , que l'Inoculation en foi.
Voyons ce que les loix prononcent
ou tolérent fur les honoraires des médecins & par conféquent fur ceux
des Inoculateurs. Cet article mérite
quelque confidération.

Il n'y a point d'objet fur lequel la
juftice laiffe plus de liberté aux citoyens que celui qui regarde la reconnoiffance des malades envers leurs médecins. Il a pourtant été néceffaire de
mettre des bornes à cette reconnoiffance en empêchant les malades de
difpofer de leurs biens en faveur des
médecins , à cette exception près ,
dont le motif eft auffi fage qu'il eft

évident, il est permis aux malades de récompenser comme ils le jugent à propos ceux qui ont soin de leur santé. La justice viendroit au secours des médecins s'ils avoient à se plaindre de l'ingratitude de leurs malades.

Mais comment doivent en agir les médecins au sujet de leurs honoraires ? Il paroît que les loix & l'usage leur laissent à cet égard beaucoup de liberté, & qu'ils peuvent, en se renfermant dans la sphère de l'honneur, donner bien des modifications particulières à l'espèce d'engagement réciproque qui lie le médecin à son malade & le malade à son médecin. Les conditions de cet engagement peuvent varier autant que les occasions infiniment variées dans lesquelles il a lieu.

Hippocrate qui est le modèle, & pour ainsi dire, le souverain Législateur des médecins, s'exprime ainsi au sujet de l'article des honoraires, „lors-,, que vous traiterés un malade, si ,, vous commencés par ce qui regar-,, de vos honoraires (ce qui fait quel-,, que chose au fonds du traitement)

„ vous perfuaderés au malade que vous
„ ne l'abandonnerés pas au milieu du
„ traitement; il pourroit croire que vous
„ le négligeriés fi vous agifliés autre-
„ ment...Il faut donc penfer à ce qui re-
„ garde la recompenfe de vos foins....
„ Au refte un vrai médecin mettra dans
„ fes procédés plus de bonne foi que
„ de rigueur...... il ne fe conduira
„ pas uniquement par les voyes qui
„ peuvent lui faire exiger fes hono-
„ raires...... il fe modélera fur les
„ facultés de ceux auxquels il peut
„ avoir à faire.... vous traiterés quel-
„ quefois des malades fans rien exi-
„ ger...... vous aurés furtout foin des
„ pauvres & des étrangers.

Telle eft la loix primitive, & pour
ainfi dire naturelle, fur laquelle
doivent porter les conditions énon-
cées ou tacites qui fe font néceffairement entre un malade & le médecin qui le traite. Chaque contrac-
tant doit y trouver fes avantages fur
lefquels il eft maître de fe relâcher
plus ou moins fuivant qu'il le juge
convenable. C'eft à cette loi raifonnable & fondamentale qu'il faut rap-

porter tous les cas particuliers qui peuvent fe préfenter & qui peuvent varier fuivant la volonté des contrac- tans qui font libres l'un & l'autre.

Les loix romaines ne changerent rien au fonds de cette opinion d'Hip- pocrate; elle eft entièrement appuyée fur le droit naturel. On fait que „ Jules Céfar donna aux médecins „ le droit de cité ou de bourgeoi- „ fie; Augufte les exempta des char- „ ges publiques, ce qui fut confir- „ mé par Vefpafien & par Adrien... „ Une loi faite fous Conftantin, leur „ donna beaucoup d'exemptions & „ d'immunités".

Les obligations que les médecins contracterent, moyenant les privilèges qu'on leur accorda, les rendirent un peu plus dépendans des malades qu'ils ne l'étoient du tems d'Hippo- crate; les malades fe perfuadoient même, que les diftinctions accordées aux médecins pouvoient les forcer à fervir les particuliers, fans en rece- voir des marques de reconnoiffance ou des honoraires.

Mais ce n'étoit pas là l'efprit des

Légiflateurs : ils ne prétendoient en il-
luftrant les médecins que les encou-
rager, les engager à être toujours
prêts à voir les malades, & à en
agir avec eux fuivant le droit naturel,
c'eft-à-dire comme Hippocrate l'avoit
déclaré. Auffi Conftantin fit-il une
loi dans laquelle il ordonnoit qu'on
payât aux médecins leurs falaires ou
leurs honoraires. La fomme ou le
montant de ces honoraires n'étoit
pas marqué par la loi ; il demeuroit
dans la puiffance des deux contrac-
tans, du malade & du médecin qui
par ce moyen ne perdoit pas fon
droit & confervoit une partie de fa
liberté.

Cependant il fe forma une efpèce
de médecins fort au deffus des autres
& connus fous le nom d'Archiatres.
Ceux-ci furent ftipendiés au dépens
du public ; ce qui les obligeoit à
fervir les particuliers : cette tournure
que les médecins prennoient de fe
faire ainfi payer en gros & d'avance, n'étoit qu'une extenfion de la
forme confeillée par Hippocrate.

On fut obligé pour rendre les

Archiatres plus fidèles à leurs engagemens, pris par les places qu'on leur
donnoit, de leur faire remarquer par
une loi particulière ,, qu'étant payés
,, au dépens du peuple, ils devoient
,, aimer mieux servir les pauvres que
,, de s'attacher bassement aux riches,
,, cependant qu'ils pouvoient recevoir
,, leurs honoraires de ceux qui se
,, portoient bien, mais non pas re-
,, cevoir ce que des malades en dan-
,, ger promettoient''. Les malades en
danger évident étoient, plus que tous
les autres, dans le cas de forcer les
Archiatres à les servir sans aucune
condition particulière.

Cette loi, comme on voit, mettoit
quelque différence entre les Archiatres
& les médecins ordinaires : ceux-ci
jouissoient de tous les droits énoncés
par Hippocrate ; les Archiatres pa-
roissoient être déchus de quelques-
unes de leurs prérogatives naturelles ;
cela ne pouvoit être autrement, puisqu'ils étoient, comme on vient de le
dire, payés par le public, c'est-à-di-
te, payés en gros & d'avance.

Si on ne les eut point contenus
ils auroient pû se mettre dans le cas

de se faire payer deux sois : ils auroient du moins pû négliger les pauvres pour avoir soin des riches ; ils
auroient pû préférer de faire leurs conditions avec les malades en danger,
qu'ils étoient foncièrement forcés de
servir par leurs places d'Archiatres : les
médecins ordinaires ne se trouvoient
pas dans cette position, puisqu'ils n'a-
voient pas vendu une partie de leur
liberté, en recevant des titres hono-
rables & des pensions fixées sur l'argent du public.

Il est aisé de rapporter tout ce qui
peut regarder les honoraires des médecins, à la loi naturelle exposée par
Hippocrate & à la disposition des
loix romaines sur cet objet : c'est de
cette double source que sont toujours
parties les différentes tournures prises
par les médecins & approuvées par
nos loix & par nos usages. Un ancien
statut de la faculté de Paris obligeoit
le Doyen nouvellement élu de donner bonne & suffisante caution en
meubles ou immeubles, avant de se
charger des affaires de la faculté.

L'histoire a conservé la mémoire de

quelques médecins qui ont pratiqué
la médecine sans rien recevoir pour
leurs honoraires , ou bien *gratis* ,
d'où ils ont tiré la dénomination de
médecins gratuits. Ces médecins ne
pouvoient , comme on voit, être obligés à rien ; par quel moyen &
de quel droit les auroit-on forcés à
donner leurs soins à quelqu'un ? comment les malades pouvoient-ils compter sur eux ? & comment auroient-ils
évité d'être entièrement à leur merci ?

D'autres médecins ont été gagés &
payés en gros , soit par des Provinces,
soit par des villes, soit par les Rois ,
soit par des particuliers : ces médecins s'obligeoient une fois pour toutes. Il y en a eu qui se sont fait extre-
mement payer , & qui ont fait leur
prix d'avance. Un médecin Florentin
n'alloit pas en visite hors la ville , à
moins de cinquante écus par jour. Le
Pape Honorius le retint pendant deux
mois & lui donna 10500 livres.

La ville de Montpellier a eu chaque siécle un ou deux médecins qui
pour se transporter dans les villes voi-
sines faisoient leur marché jusqu'à cent

francs & à cinquante écus par jour :
Il y en a souvent en qui ont fait dé-
poser la somme convenue chez des Notaires. Les consultations qu'on fait par
écrit sont ordinairement payées d'avance.

Dumoulin pressé de quitter Paris
pour aller voir un malade à soixante
lieues ou environ, demanda cent louis
pour son voyage : il ne partit que lorsqu'il eut reçu ses honoraires, & il dit
en partant qu'on y voyoit toujours
plus clair lorsque la lumière alloit
devant. On ne peut rendre plus singulièrement la réflexion d'Hippocrate
qui remarque qu'il importe pour le
traitement, de parler d'abord des honoraires.

Un grand nombre de médecins de
tous les siécles & de tous les états se
sont contentés de ce qu'on leur donnoit ou de ce qu'on leur offroit : ils
ont toujours laissé les malades maîtres
de l'article des honoraires. Cette tournure qui paroît la plus sage, n'est
pas à l'abri d'être empoisonnée par la
calomnie.

En un mot les médecins ont usé de

leur liberté naturelle comme ils l'entendoient : cette liberté les a toujours distingués : elle fait leur principal apanage. Ainsi les ministres mêmes des Autels n'ont pas hésité de contracter des engagemens sur des objets de leur saint ministère. Ainsi les Commissaires que la justice a envoyés pour des opérations particulières, hors du lieu de leur habitation, ne sont partis quelquefois que lorsque les frais de leur voyage ont été déposés aux Greffes. Tout le monde sait comment on procède avec les Avocats & avec les Notaires.

Comment s'est conduite la noblesse françoise au sujet des émolumens de ses diverses places ? „ Sénéchal (di-
„ soit saint Louis à Joinville, qui se
„ mettoit à très-haut prix pour une
„ expédition) vous n'avés pas oublié
„ la confiance & l'amitié dont je vous
„ ai toujours honoré..... d'où vient
„ donc que vous êtes si difficile sur
„ la paye ? .....Sire, répliqua le Cham-
„ penois, ... si je demande beau-
„ coup, c'est que je manque de tout
„ ..... Il m'est une chose impossible
„ d'entretenir ma compagnie, si l'on

» ne me donne de bons apointemens
» (il demandoit environ 28 francs par
» jour) .... regardez , Sire , si je
» me fais trop cher...alors compta le Roi
» par ses doigts..... soit .... je ne vois
» point en vous d'outrage".

Telle fut de tout tems la manière
simple , franche & loyale dont les
belles ames procédoient ,, la paye du
» Chevalier Baneret étoit de vingt
» sols tournois par jour ; celle du
» Bachelier & de l'Ecuyer simple de
» cinq , celle du Gentil-homme à
» pied de deux, celle du Sergent à
» pied de douze déniers , celle de
» l'Arbaletier de quinze".

Ces braves Paladins , qui furent
les ayeuls de notre noblesse , faisoient
toujours leurs conditions , & se ven-
doient le plus cher qu'ils pouvoient :
des coutumes anciennes nous aprennent
qu'en ces tems reculés , la visite du
médecin se payoit cinq sols.

Aujourd'hui, comme du tems de
Paracelse, le public & les médecins
seroient indignés s'il arrivoit quelque
histoire pareille à celle dont ce grand
homme se plaignoit avec tant d'a-

mertume.... „ ils m'ont (dit-il en
„ parlant de fes ennemis) noirci en
„ toutes occafions... Ils ont mendié
„ des témoignages contre moi, qu'ils
„ ont été chercher par tout jufques
„ dans des lieux publics & fur des
„ grands chemins, de quoi nourrir
„ & autorifer leur paffion.... ils fe font
„ joints à un certain Marquis, qui
„ n'eut pas honte d'en impofer au
„ fujet des honoraires qui m'é-
„ toient dûs, & dont j'étois convenu
„ d'avance".

Aujourd'hui, comme du tems de
Paracelfe, une conduite pareille à
celle de ce Marquis réel ou fuppofé,
& à celle de fes coopérateurs, feroit regardée par tous les honnêtes
gens comme une conduite monftrueu-
fe, que la juftice ne manqueroit pas
de punir : elle protége la réputation
d'un médecin; elle le laiffe jouir de
toute fa liberté dans l'exercice de fa
profeffion; elle fe réferve le droit de
pénétrer feule, & fuivant les formes
qu'elle s'eft prefcrites, dans l'intérieur
des procédés d'un médecin & de
tout autre citoyen.

Les Inoculateurs ont donc pû, de même que tous les médecins, prendre les arrangemens qu'ils ont crus les plus convenables au sujet de leurs honoraires avec les malades dont ils se sont chargés, & pour les Inoculations qu'ils ont faites. Milady Montaigu, en accusant les médecins de s'opposer à l'Inoculation à cause du dommage que cette opération pouvoit leur occasionner, n'a pas pris garde que les Inoculateurs retrouvent ce que les autres médecins perdent ; elle a ignoré, mais on n'ignore pas aujourd'hui, que parmi les médecins de Paris les plus portés pour l'Inoculation, il y en a qui ont beaucoup perdu aux Inoculations qui s'y sont faites. Ainsi le trait satirique de cette Dame Angloise n'intéresseroit que ceux qui se sont déclarés avec force contre l'Inoculation.

Mais dans quelles têtes pourroient naître des soupçons, des regrets, des jalousies & d'autres idées passionnées sur l'article des honoraires ! quelle ame voudroit se charger du fardeau indécent & pénible qu'il y auroit à

porter , s'il s'agissoit de calomnier les
médecins de ce siécle ! si quelqu'un
osoit entreprendre de deshonorer
tout le corps des médecins, ne fut-ce
que dans la personne du moindre
de ses membres ! avec quelle chaleur
ce corps ne devroit-il pas s'élever
contre une aussi fole entreprise !

---

§ III.

Remarques des Jurisconsultes mé-
decins sur les maladies conta-
gieuses : de la clôture des fil-
les au sujet de ces maladies :
arrêt du Parlement de Paris
concernant la levure de bière :
arrêt du même Parlement ,
d'après la décision de la facul-
té , contre l'émétique : applica-
tion de toutes ces remarques à
l'Inoculation : les vœux de la
faculté de médecine de Paris.

L'Usage, dit Zacchias , a établi
la quarantaine qu'on fait faire
aux hommes soupçonés d'avoir avec

eux le levain de la peste & qu'on arrête aux avenues des villes & dans
les ports, pendant quarante jours, de
même qu'on y arrête les marchandises
pendant le même espace de tems :
mais cet usage n'a aucun fondement
bien solide.

Quelques auteurs ont prétendu que
le terme ou la durée de la maladie
qu'on nomme la peste, étant au plus
de quarante jours, comme celui de
plusieurs autres maladies , il y avoit
lieu de croire que le même nombre
de jours suffiroit pour détruire entièrement le venin qui cause la maladie : mais on ne peut établir aucun
rapport entre une maladie qui suit
son cours dans un sujet qui en est
actuellement affecté, & la cause où la
semence de cette maladie encore ca-
chée qu'apporte avec lui un sujet
qui n'est pas actuellement malade.

On ne connoît pas la nature du
levain de la peste; on ne sait point
quels sont les agens propres à dé-
composer ou à détruire ce levain ;
on ignore quel degré de froid ou de
chaleur il faut pour l'anéantir; on ne

connoît point les corps avec lesquels on pourroit le détruire en le mêlant avec eux.

La quarantaine est donc suivant Zacchias une pratique dont on ne peut trouver aucune raison satisfaisante & solide. On ignore si six jours, si douze ou quinze ne seroient pas aussi propres que quarante, à produire l'effet qu'on en attend.

Le même auteur se moque de ceux qui prétendent que le levain de la peste a été apporté quelquefois, comme on le trouve dans les auteurs, par un colier au bout de sept ans, par les cordes qui avoient servi à ensevelir les corps des pestiférés, même après trente ans : sur quoi Zacchias remarque qu'il est surpris, qu'on n'ait pas dit aussi que tous ces effets pouvoient apporter la peste après un siécle : il ajoute que de semblables histoires ont peut-être été mises en avant par des gens intéressés à soutenir leurs opinions particulières , & qui n'ont pas eu honte d'en imposer par un tissu de faits fabuleux.

On voit que ce savant médecin

Jurifconfulte avoit beaucoup de penchant pour l'opinion de ceux dont il a été queftion (au § VII du Chapitre feptième) & qui ne croyent pas ce qu'on débite communément fur les maladies contagieufes. Cependant Zacchias convient qu'il faut donner quelque chofe aux préjugés, & il prétend que fept ou huit jours fuffifent pour diffiper tout levain peftilentiel; à condition qu'on expofe au grand air les hardes & autres effets qui peuvent en être infectés.

Quant aux perfonnes qu'on croit pouvoir communiquer le venin qu'ils portent dans leurs corps, Zacchias croit qu'il fuffit de les bien nétoyer après les avoir dépouillées de leurs habits; il veut, par exemple, qu'on les lave avec de l'eau de favon, qu'on les rafe & même qu'on les épile, & qu'on les garde pendant trois jours dans un lieu bien aéré, en les y nourriffant convenablement.

Il remarque fort fagement que le meilleur parti à prendre, en pareille occafion, eft de faire beaucoup d'attention aux miférables que le défaut

de bonne nourriture a jettés dans un
état de langueur extraordinaire : il
faut, dit-il, les nourrir & leur faire
oublier les misères de leur état, en
distinguant exactement, ceux qui
sont déjà affectés de quelque simp-
tome de maladie, & qui sont par là
d'un commerce bien plus dangereux;
de même que les personnes infirmes,
mal nourries & plongées dans la misère sont plus sujettes à se ressentir
de la contagion.

Appliquons ces remarques à la
petite vérole. Un usage que nous ne
pouvons que respecter, ou qu'il n'est
pas du moins permis de heurter de
front, a introduit pour la petite vérole une quarantaine qui a quelques
rapports à celle des pestiférés. Les raisons de ce dernier usage ne sont assurément pas meilleures que celles du
premier. Les médecins doivent s'efforcer de le faire entendre peu à peu
à tout le monde, afin de détruire
insensiblement & par une suite de bonnes raisons ce que le préjugé a pû dic-
ter sur ce point.

Voici une preuve singulière de la

force de ce préjugé : on craint communément peu la petite vérole dans les parties méridionales de la France ; on n'y connoît pas la quarantaine à laquelle sont condamnés les habitans de Paris & de la Cour qui sont dans le cas de pouvoir porter avec eux le levain de la petite vérole ; mais on y craint tellement les suites de la pulmonie qu'on y brûle quelquefois toutes les hardes de ceux qui sont morts de cette maladie ; on n'ose habiter dans les chambres où ils ont longtems respiré sans les avoir soigneusement réparées ; les Parisiens craignent beaucoup moins les mauvais effets du levain de la pulmonie.

Où sont les raisons de ces craintes & de ces pratiques ? Elles font une partie des erreurs populaires qu'un médecin doit avoir honte de fomenter , & dont il feroit encore plus honteux qu'il essayât de profiter.

Les nouvelles épreuves sur le levain de la petite vérole ont appris à manier ce levain sans aucune forte de danger , du moins pour ceux qui ont eu la petite vérole ; d'autres épreuves pourront fournir les moyens de s'opposer aux progrès de la contagion de ce levain. Qu'on propose à des chimistes de trouver quelque composition ou quelque menstrue qui puisse ôter à ce levain son efficacité, ils parviendront peut-être à trouver quelque liqueur propre à servir de préservatif assuré. Voilà un problême digne des curieux & de tous les amateurs de la chimie.

En attendant, je crois que des précautions pareilles à celles que Zacchias propose pour se mettre à l'abri du poison de la peste, sont suffisantes pour empêcher le transport du levain de la petite vérole, au moyen des habits ou autrement, mais il s'agiroit pour s'opposer plus efficacement à la contagion, d'empêcher le transport de ce levain d'un lieu à l'autre par le moyen de l'air. Or voici ce qui me paroîtroit le plus convenable sur ce point qui mérite toute l'attention de la justice.

Je ne voudrois pas qu'on reléguât tous les malades attaqués de la petite vérole, inoculés ou autres, dans une maison particulière ou dans un hô-

pital : je ne pense pas à cett égard
comme beaucoup de partisans de l'Inoculation , qui desireroient qu'on é-
tablit des hôpitaux pour l'Inoculation;
je serois encore moins d'avis qu'on
s'exposât à transporter dans une même maison tous ceux qui auroient la
petite vérole dans une ville.

Ce dernier moyen, quand même
il n'auroit pas des inconvéniens ef-
frayans & trop aisés à sentir pour
qu'il faille s'arrêter à les détailler ,
en auroit un très-considérable , qui
seroit aussi un de ceux d'un hôpital
pour les inoculés ; en effet cet hôpital deviendroit un amas ou un dépot de levain variolique d'autant plus
à craindre peut-être qu'il seroit plus
considérable; ce dépot fourniroit sans
cesse un torrent de ce levain que l'air
& le vent feroient trop aisément fon-
dre sur une ville entière.

J'aimerois mieux qu'on prit des
arrangemens pour que ceux qui auroient la petite vérole naturelle, ou
ceux qui ne pourroient pas aller se
faire inoculer à la campagne, fussent
transportés dans une chambre la plus

haute de chaque maison : cette chambre feroit une forte d'infirmerie, dont il feroit aifé de pourvoir les pauvres.

Il me femble même qu'on pourroit ménager dans cette chambre les courans d'air, de manière que tout l'air renfermé & qui feroit chargé de levain variolique feroit forcé, au moyen de quelques tuyaux placés avec art, d'aller fe perdre dans le feu qu'on feroit dans cette chambre ou dans une petite chambre voifine. Le feu détruiroit vraifemblablement la force du levain variolique. C'eft encore un problême que je laiffe à réfoudre à ceux qui travaillent pour le bien public. Il me femble que les foyers de levain variolique ainfi partagés & portés au faite des maifons feroient moins fujets à inonder une ville.

Il ne faut pas furtout oublier ce qui a été remarqué (au § VII du Chapitre feptième) c'eft que la caufe de la contagion naturelle eft perpétuellement répandue dans une ville peuplée & la ménace fans ceffe. En confidérant les chofes fous ce point de vue, il y a lieu de craindre beaucoup plus les effets de la contagion naturelle, surtout lorsqu'elle est aidée par les crues extraordinaires de levain qu'apportent les épidémies.

Si le Parlement ordonnoit que des médecins, des chirurgiens, des frères de la charité & des sœurs grises, qu'on auroit bien instruit de tout ce qui regarde l'Inoculation, allassent journellement dans les maisons du peuple où je suppose qu'on auroit établi des infirmeries comme je viens de les proposer, & qu'ils veillassent avec soin à l'Inoculation des enfans; je crois qu'on rendroit un grand service aux villes les plus peuplées.

Je ne croirai l'Inoculation aussi utile qu'elle peut l'être, que lorsqu'elle sera confiée à des mains charitables & zélées qui pourront multiplier leurs soins & leurs opérations. S'il est nécessaire de prendre tant de précautions pour l'Inoculation; s'il faut être grand médecin pour la pratiquer; si elle ne peut être le partage que des grands & des riches, elle ne conservera pas au Roi tous les sujets qu'elle peut lui conserver.

Les loix faites pour les Religieuses cloîtrées peuvent, avec quelques modifications fort aisées à sentir, être appliquées aux loix établies pour conserver les droits réciproques de tous les citoyens d'une ville. Or on ne permet aux Religieuses cloîtrées de quitter leurs maisons que dans des cas de grande nécessité, & surtout pour de certaines maladies. La nature de ces maladies bien déterminée par les Docteurs, amène naturellement les moyens sur lesquels la justice doit prononcer, au sujet de la contagion que l'Inoculation semble pouvoir occasionner dans une ville.

La peste & la lépre sont suivant Zacchias, les deux seules maladies pour lesquelles on permet communément aux Religieuses de quitter leurs maisons. La petite vérole n'est point mise à côté de la peste ni de la lépre, parce que la petite vérole, même considérée comme contagieuse & comme épidémique, est dans la classe

des

des maladies populaires beaucoup moins meurtrières que la peste.

La raison de ces loix est très-sage, le législateur a principalement en vue le bien public, ou le bien du plus grand nombre, & non celui de quelques particuliers, d'où il suit que les nœuds qui lient les divers citoyens les uns aux autres ne doivent être rompus que dans des cas d'un danger imminent pour le plus grand nombre; or ce ne peut jamais être celui de la contagion de la pétite vérole.

Ce sera vraisemblablement d'après ces loix que le Parlement prononcera pour défendre ou permettre l'Inoculation dans les villes; cette pratique ne pouvant occasionner une épidémie qui risque d'être nuisible ou mortelle au plus grand nombre, même de ceux qui n'ont point eu la petite vérole, il n'est ni juste ni nécessaire que ceux qui voudront se faire inoculer soient exclus des villes; il ne paroît pas juste qu'on leur défende de se faire inoculer dans les villes, parce qu'ils ne font qu'user de leur liberté naturelle, à laquelle ne s'opposent point les engage-

B b

mens qu'ils ont contractés vis-à-vis de leurs concitoyens (*voy. le* § VII du Chap. septième).

Cherchons dans la Jurisprudence du Parlement des raisons encore plus favorables à la pratique de l'Inoculation. Il s'éleva en 1670 une dispute très-vive au sujet de la levure de bière, dont un parti puissant vouloit faire interdire l'usage, la faculté de médecine prit une délibération favorable aux prétentions de ce parti. La levure de bière fut décriée comme étant propre à rendre le pain très-mauvais & même pernicieux, à cause des parties malfaisantes que cette levure devoit répandre dans le pain.

On faisoit contre la levure de bière des raisonnemens fort approchans de ceux qu'on a publiés & retournés de tant de façons contre le germe de la petite vérole qu'on introduit dans le sang mêlé de plusieurs genres d'humeurs. Qu'arriva t'il au sujet de la levure de bière, malgré les cris d'une multitude très-décidée contre elle?

Premièrement des membres de la faculté attaquerent eux-mêmes sa délibération ou son décret: il n'étoit pas re-

vêtu des formes portées par les statuts ;
d'où Perrault & Rainsant conclurent
qu'il devoit être regardé comme non
avenu. La faculté revint sur ses pas ;
elle suivit comme elle suivra toujours
ses propres loix.

Elle regarda comme elle regardera
toujours tout décret avanturé contre
ces loix comme une affaire de parti
à laquelle elle ne pourroit donner son
consentement, sans tomber dans l'a-
narchie, & sans encourir en même tems
l'indignation du Parlement protecteur
des statuts & des usages de la faculté ;
tels sont, par exemple, celui qui porte qu'une délibération sur une matière grave doit pour avoir quelque valeur, être le fruit ou l'effet de trois
assemblées convoquées pour le même
objet, & celui qui porte qu'un membre
qui oublie le respect qu'il doit au corps
jusqu'au point de dire une injure gros-
sière à un de ses confrères doit être puni
sur le champ & banni de l'assemblée.

La faculté toujours fidèle à ses loix,
n'aura jamais à se reprocher d'avoir
manqué à ces usages & à tous les autres, tant qu'elle n'aura pas été gênée.

dans ses délibérations. Si quelqu'un prétendoit la faire penser autrement, ce ne pourroit être qu'un enfant dénaturé qui chercheroit à déchirer les entrailles de sa mère.

En second lieu le Parlement toléra par un arrêt solemnel l'usage de la levure de bière ; & c'est ainsi qu'il faut espérer qu'il tolérera l'Inoculation, lorsqu'à l'agitation causée par quelques dissentions, au sujet de cette opération, succédera un calme propre à laisser parler l'expérience, la raison & l'intérêt des citoyens qui reclament leur liberté.

Mais de quelles précautions ne doivent pas user les médecins dans leur jugement sur l'Inoculation ! & qu'elle ne doit pas être l'attention du Parlement sur leurs avis ! „ Il a été con-
„ clu par la faculté assemblée pour
„ examiner les effets de l'antimoine,
„ que ce minéral est, suivant la dé-
„ cision des plus anciens médecins,
„ & suivant un grand nombre de rai-
„ sons, un vrai poison qu'on ne sau-
„ roit corriger par aucune préparation,
„ & qu'il est impossible d'en user inté-

„ rieurement fans un très-grand danger".

Tel eſt le fonds d'un trop célébre décret rendu au XVI ſiécle ſous le décanat de Simon Pietre médecin, malheureux d'avoir illuſtré ſon nom par un pareil endroit. Ce fut un piége tendu à la religion de la juſtice : ce fut une des ſuites funeſtes de la fureur de philoſopher d'après l'autorité des anciens, & d'après un tas de raiſonnemens miſérables & ſpécieux que dictoit la doctrine erronée de ce tems-là. La paſſion & l'eſprit de parti vinrent au ſecours des mauvais raiſonnemens.

Aujourd'hui tout à changé de face ; il y a lieu de croire que perſonne ne ſera jamais dans le cas de faire le parallèle des faux jugemens portés par nos pères contre l'antimoine avec nos déciſions ſur l'Inoculation. Comment les ennemis de l'Inoculation répondroientils à tout ce qu'on pourroit leur reprocher en comparant leur opinion avec celle des détracteurs de l'antimoine ?

On doit l'eſpérer, le Parlement jugera que l'Inoculation eſt, ſuivant l'expreſſion de Mr. l'Avocat général Talon, une de ces queſtions dans l'eſ quelles „ il ne faut ôter aux particuliers „ la liberté de faire dans leurs maisons „ ce que bon leur semble, & se servir „ du secours & de l'industrie de ceux „ qui leur sont agréables". Il essayera d'inspirer aux habitans de Paris le courage que les habitans des Provinces ont au sujet de la petite vérole.

Le Parlement jugera comme en 1670, que „ la médecine dépend en „ tièrement de l'expérience , ... que „ les avis des médecins qui sont con „ traires à l'expérience ne peuvent être „ d'aucune considération", & que l'ex périence paroissant favorable à l'Inocu lation , il convient de la tolérer.

Mais le Parlement ne la tolére t'il pas déjà par son arrêt? il la permet dans les campagnes & à certaines dis tances des villes ; n'est-il pas évident que la transfusion du sang ayant été défendue par un arrêt solemnel , pour „ des raisons générales & supérieu „ res", & sans consulter les médecins, la grand'chambre a senti qu'il n'y avoit aucune comparaison à faire entre l'Ino culation & la transfusion ?

Quant à ce qui regarde les médecins & particulièrement la faculté de Paris „

consultée par la grand'chambre, elle
se fera un devoir de donner son avis
sans perdre de vue la sage réflexion
faite sous les yeux du Parlement en
1678, dans une affaire entre deux mar-
chands d'orvietan.

,, S'il y a (dit le Journal du Palais)
,, une belle émulation entre les person-
,, nes d'un même état pour se per-
,, fectionner dans leur profession, il y a
,, une mauvaise envie, pleine de fraude
,, & qui se propose de nuire, laquelle
,, a toujours été réprimée en justice".

Quoiqu'il arrive, & quelle que soit
la décision du Parlement, la faculté trouvera dans son propre sein & dans ses
propres délibérations de quoi montrer
son respect pour la cour & son ardeur
pour le bien public. Elle fut au commencement du dix-septième siécle déchirée
par des divisions intestines, que fomen-
toit un de ses membres nommé Blondel.

Ce Blondel, (suivant Bayle & Gui-
Patin) ,, étoit plaideur & chicaneur.
,, ... Lami son confrère, qui en avoit
,, été persécuté, prétend que Blon-
,, del l'accusa en plein auditoire d'a-
,, vancer une hérésie en soutenant le

„ ſyſtême de Copernic..... Blondel
„ traitoit de ſorciers ceux qui em-
„ ployent l'émétique, il prétendoit
„ qu'ils avoient fait quelque pacte
„ avec le diable.... Blondel eut un pro-
„ cès contre le Camus, un autre de ſes
„ confrères qui étoit auſſi un méchant
„ chicaneur ; il fit un grand factum
„ pour ſa défenſe ..., je ne ſais (ajoute
„ Patin) ce que c'eſt que ce galima-
„ tias de gens chicaneurs..... Blondel
„ uſoit des fineſſes les plus profondes
„ d'un malin perſécuteur.... il préten-
„ doit fouler aux pieds tous les inté-
„ rêts mondains , pour maintenir les
„ ſtatuts de la faculté dans leur vi-
„ gueur.... il pria un jour un des huit
„ examinateurs (ou Commiſſaires aſ-
„ ſemblés pour décider une affaire)
„ de ne point ſe trouver à l'aſſemblée,
„ & puis ſous prétexte qu'ils n'étoient
„ que ſept, il empêcha qu'on ne décidât.

Un Hiſtorien moderne confrère de
Blondel m'apprend que Mauvillain
Doyen de la faculté, eut un procès avec
Blondel, le plus proceſſif de tous les
hommes ; que Mauvillain gagna le pro-
cès.... que Blondel étoit borgne ; que

Mauvillain fit frapper un jeton ; (ce que tous les Doyens de la faculté font depuis un tems immémorial) & qu'il fit mettre fur le revers de fon portrait un Cyclope renverfé dont Uliffe creve l'œil.

Ce trait de Mauvillain fut héureux, mais peu honnête : il eft des difformités du corps foit dans le vifage foit ailleurs, qu'il faut favoir refpecter, même dans fes ennemis : ils ne font pas refponfables des marques qu'ils portent fur leur vifage ; les playes & les cicatrices de leurs cœur dépendent d'eux. La poftérité ne demandera pas fi Blondel fut borgne ; mais s'il eut les qualités du cœur & de l'efprit, s'il fit à fa mémoire quelque tâche indélébile.

Quoiqu'il en foit, la faculté de Paris fe trouva par la fuite des difcuffions dont Blondel fut la caufe dans le cas de rendre un hommage public à un des membres du Parlement qui mit heureufement la paix dans la faculté ,, Mr. ,, Doujat Commiffaire de la Cour s'é- ,, tant donné tous les foins poffibles ,, pour détruire jufqu'au germe de tout ,, procès & de toute difpute, la facul- ,, té a nommé des députés pour aller

,, remercier Mr. Doujat, & pour don-
,, ner une preuve publique de sa satis-
,, faction; elle a résolu de faire imprimer
,, un décret dans lequel elle s'engage a
,, perpétuité & pour tous ses membres,
,, de traiter les descendans de Mr. Doujat
,, de toutes leurs maladies & de les traiter
,, sans en exiger aucune sorte de rétribu-
,, tion".

Ce décret fut fait en 1662; il est
encore entre les mains des descendans
de Mr. Doujat : le medecin qui l'a trouvé s'est fait un devoir d'en exécuter
toutes les clauses : on y reconnoit l'a-
mour de la faculté pour la paix, le respect & l'obéissance qu'elle aura toujours
pour les ordres du Parlement. On ne
peut s'empêcher d'espérer, dans le siécle
où nous vivons, que quelque nouveau
Doujat calmera les agitations que peut
occasionner l'Inoculation, & celles qui
peuvent avoir d'autres sources.

Ce sont là les vœux du corps de la
faculté; ce sont les vœux de celui de ses
membres qui termine ici ses recherches
sur l'Inoculation, sur l'histoire & la nature de la médecine, à laquelle l'Inoculation semble devoir donner une face
nouvelle.

FIN.

FAUTES A CORRIGER.

336	21 &.22	un couteau dans un chêne, *lisez* planté à un chéne.
386	16	fribilles, *lisez* fibrilles.
394	14	qu'on y raisonne, *lisez* qu'on n'y raisonne.
469		férains, *lisez* féreins.
483	4	L'Eſſale, *lisez* L'Eſcale.
484	13	chéri, *lisez* chérit.
485	27	Caſans, *lisez* Caſaux, d'Abadie, de Romatet, de Lacléde.
490	19	ames, *lisez* amas.
496	1	mis, *lisez* s'étoit mis.
507	16	queſtion, *lisez* difficulté.
529	1	pour celui de maladie, *lisez* pour l'état de ſanté & pour celui de maladie.

Partout Baillon, *lisez* l'aiſlou.

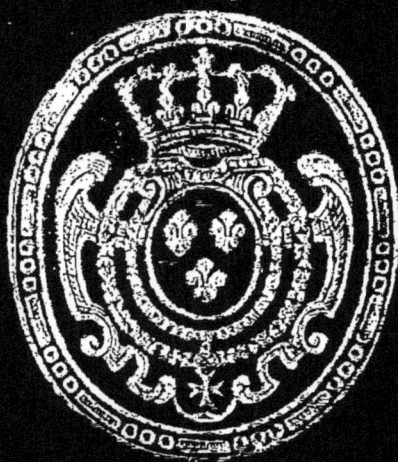

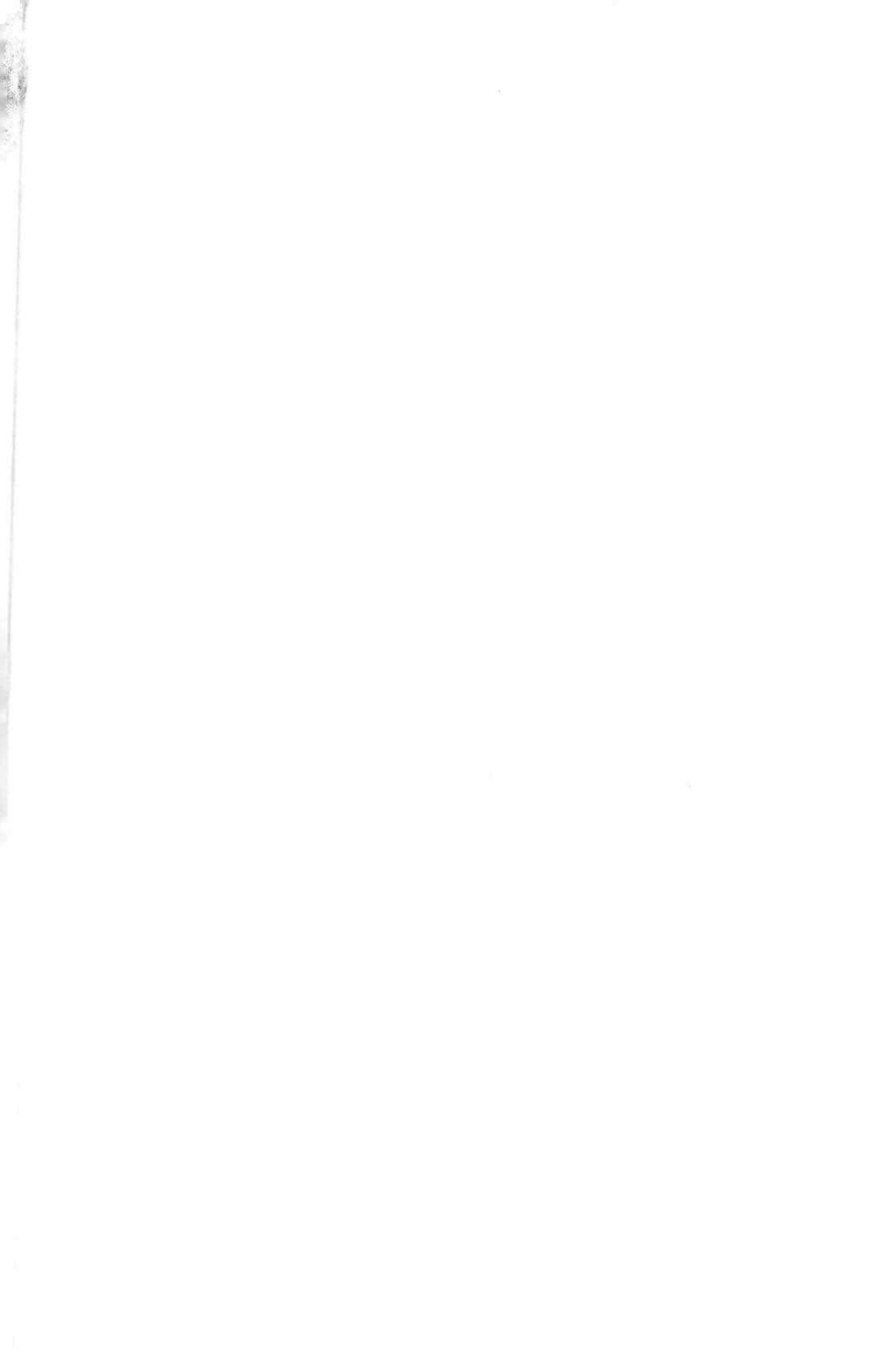

www.ingramcontent.com/pod-product-compliance
Lightning Source LLC
Chambersburg PA
CBHW060417200326
41518CB00009B/1392